認知症 *plus*
家族支援

地域で安心して暮らすために

安武 綾 編著

日本看護協会出版会

はじめに

　日本は、2005年に高齢化率が世界第1位となってから、高齢化社会における取り組みについて世界が注目しています。そして2060年まで日本の高齢化率は世界第1位であることが推計されています。これは、問題でしょうか？悲しいことでしょうか？

　わたしたちは、太古から長寿を目指していました。その結果、長寿とともに高齢期の時間を以前より長く手に入れ、長寿とともに「認知症とともに生きること」というgiftを与えられているともいえます。このような現代において、本書では、認知症とともに生きるご本人の家族の支援について解説しました。

　第1章は、認知症とともに生きる人と家族を取り巻く社会の状況を、データをもとに読み解いています。第2章は、認知症とともに生きる人と家族が体験していることについて、筆者が世界の論文をメタ統合した結果を整理しました。第3章は、「家族」を知るために必要な知識や考え方についてまとめました。第4章では、認知症とともに生きる人と家族が獲得すべきソーシャルサポートという切り口から支援を考えました。第5章は、認知症とともに生きる人と家族を実際に支援する立場から、解決が困難だった事例を振り返り、行った支援と課題として考えられることをまとめました。

　本書は、認知症とともに生きる人と家族を支える保健・医療・福祉専門職、とりわけコミュニティで看護活動を行う皆様が活用できるものになると考えています。

　本書により、認知症とともに生きる人と家族へのケアの質を高め、本人および介護者における社会的幸福度や生活の質（QOL）を向上するための地域包括ケアや共生社会の社会システムの構築の一助となることを願っています。

安武　綾

認知症 plus 家族支援　地域で安心して暮らすために

Contents

はじめに ⋯⋯ Ⅲ

第1章　認知症とともに生きる人と家族を取り巻く社会の状況　　1

1 認知症とともに生きる人と家族をとりまく社会の状況 ⋯⋯ 2
　1）高齢化率の上昇と認知症患者数の増加 ⋯⋯ 2
　2）家族の変化 ⋯⋯ 3
2 いま家族に何がおきているのか？ ⋯⋯ 6
　1）わが国の介護の実態 ⋯⋯ 6
　2）介護負担がもたらしたさまざまな問題 ⋯⋯ 8
3 認知症とともに生きる人と家族を取り巻く国の政策と動向 ⋯⋯ 11
　1）新オレンジプラン ⋯⋯ 11
　2）認知症施策推進大綱 ⋯⋯ 12
　3）認知症の人の意思決定支援ガイドライン ⋯⋯ 12

第2章　認知症とともに生きる人と家族の体験　　15

1 認知症とともに生きる人と家族が歩む過程 ⋯⋯ 16
　1）軽度認知障害（MCI）の時期 ⋯⋯ 16
　2）軽度の時期 ⋯⋯ 16
　3）中等度の時期 ⋯⋯ 17
　4）重度の時期 ⋯⋯ 17
　5）認知症とともに生きる人の死亡後 ⋯⋯ 18
2 語りから読み解く家族の体験 ⋯⋯ 20
　1）認知症診断前の家族の体験 ⋯⋯ 20
　2）認知症診断後の家族の体験 ⋯⋯ 22
3 語りから考える家族が必要とする支援 ⋯⋯ 27
　1）認知症とともに生きる人と家族を社会から孤立させない支援 ⋯⋯ 27
　2）適切なソーシャルサポートを獲得するための支援 ⋯⋯ 27

第3章　認知症とともに生きる人と家族の支援に必要な知識と考え方　　29

1 家族とは ⋯⋯ 30
2 家族を理解するために知っておきたい理論 ⋯⋯ 31
　1）家族システム理論を構成する主な家族の捉え方 ⋯⋯ 32
　2）家族アセスメントの方法 ⋯⋯ 33

3 家族支援にあたっての考え方 …… 36
　　1）家族個々に対する支援（個人システム）
　　　　─個々の家族の背景を理解する …… 36
　　2）家族の関係性に働きかける支援（家族システム）
　　　　─認知症とともに生きる人を含めた家族を1単位と捉え直す …… 37
　　3）家族を含む地域社会に働きかける支援（地域社会システム）
　　　　─地域資源の発掘と地域づくり …… 38

認知症とともに生きる人と家族が地域で暮らすための支援　　41
─ソーシャルサポートの活用

1 ソーシャルサポートの定義 …… 42
2 ソーシャルサポートの種類とその分類 …… 43
　　1）フォーマルサポートとインフォーマルサポート …… 43
　　2）家族のニーズからまとめた5つの分類 …… 43
3 家族が望むソーシャルサポートとは …… 46
　　1）サポートの量と満足度は比例しない …… 46
　　2）家族が望むソーシャルサポートはどこから提供するのがよいか …… 46
　　3）ソーシャルサポートの活用にあたっての考え方 …… 47

家族支援の実際　　51

1 認知症とともに生きる人と家族にかかわる専門職の役割 …… 52
　　1）認知症とともに生きる人と家族を支える者とは？ …… 52
　　2）認知症とともに生きる人と家族にかかわる看護職の役割 …… 52
2 事例でみる支援の実際 …… 53
　　1）予想外に病状が進行したことで課題を投げかけた若年性認知症をもつ人と家族の支援 …… 53
　　2）重度認知症の親を介護する子の間に対立があり、在宅医への移行が困難だった例 …… 60
　　3）レビー小体型認知症の妻に「つい手を上げてしまう」と悩む夫への支援 …… 67
　　4）周辺症状により隣人へ被害妄想を訴えるAさんと関係が希薄になった娘への支援 …… 74
　　5）家族のソーシャルサポートの受け入れを支援し再調整を行って介護疲労を軽減した例 …… 82
　　6）地域の人々とのかかわりがなくなった「認認世帯」が自宅で暮らす限界を考える …… 89
　　7）生活援助が必要な家族を抱える認知症の人とその介護者の支援 …… 96

資料　認知症とともに生きる人の家族支援に関する研究 …… 103
　　1）認知症とともに生きる人の家族支援の研究の動向 …… 104
　　2）効果的な家族支援についての研究 …… 105
　　3）高齢者の家族介護者とソーシャルサポートの研究 …… 106

おわりに …… 108

執筆者一覧 (執筆順)

安武　綾（はじめに、1〜4章、5章1、資料、おわりに）
熊本大学大学院生命科学研究部環境社会医学部門看護学講座准教授

大谷るみ子（5章2-1、3）
社会福祉法人東翔会　グループホーム　ふぁみりえ ホーム長
／大牟田市認知症コーディネーター

河添こず恵（5章2-2、6）
株式会社くますま　たっくリハサポートセンター所長

田川　愛子（5章2-4、7）
熊本市役所健康福祉局福祉部高齢福祉課在宅支援班　認知症地域支援推進員

髙見　紀子（5章2-5）
北里大学病院／家族支援専門看護師

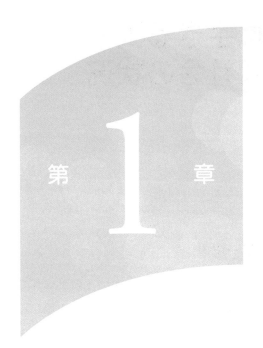

第 1 章

認知症とともに生きる人と家族を取り巻く社会の状況

1

認知症とともに生きる人と家族を取り巻く社会の状況

高齢化率の上昇と認知症患者数の増加

1 日本の高齢化率は世界第一位！

　日本の高齢化率は世界で最も高くなっています。2019年のデータでは、日本の総人口に占める65歳以上の者の割合（高齢化率）は、28.4％ですが、さらに2060年には39.9％にまで上昇すると見込まれています。先進諸国と比較してみると、1980年代までは下位、90年代にはほぼ中位でしたが、2005年には世界第1位の高齢化率となり、今後も高水準を維持していくことが予測されています（図1-1）[1]。

2 認知症患者数は世界規模で増加する

　今後、認知症の有病者数は世界規模で増加します。世界保健機構（World Health Organization、以下WHO）と世界アルツハイマー協会のレポートによると、2015年の認知症有病者数は4700万人と推計され、2050年には1億2300万人になると予測されています[2]。それゆえ、認知症は公衆衛生対策上の優先課題となっているのです[3]。

　WHOは、認知症が地域社会や国に与える影響を軽減しながら、認知症の人々、その介護者および家族の生活を改善することを目的として、認知症に対する公衆衛生の対応に関する世界的な行動計画[2]を提唱しました。そこには、認知症に関する啓発や認知症にやさしい社会づくりの推進、認知症リスクの低減や診断、治療、ケアの改善などが含まれています。

　日本では、2025年の認知症患者数は700万人と推定され、65歳以上の5人に1人が認知症と診断されると予測されています。実に世界中で認知症を患う方の約14％が日本に住んでいるという計算になります。さらに、軽度認知障害（Mild Cognitive Impairment、以下MCI）を含めると、今後、65歳以上の3人に1人が認知症と診断される可能性があると示唆されます[4]。

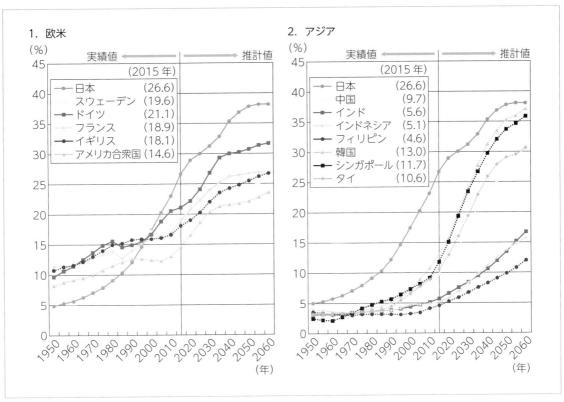

1. 欧米

(%)

実績値 ←————→ 推計値

(2015 年)

日本	(26.6)
スウェーデン	(19.6)
ドイツ	(21.1)
フランス	(18.9)
イギリス	(18.1)
アメリカ合衆国	(14.6)

(年)

2. アジア

(%)

実績値 ←————→ 推計値

(2015 年)

日本	(26.6)
中国	(9.7)
インド	(5.6)
インドネシア	(5.1)
フィリピン	(4.6)
韓国	(13.0)
シンガポール	(11.7)
タイ	(10.6)

(年)

図 1-1 世界の高齢化の推移

文献1)

　これは、暗に読者を不安に陥れようとしているのではありません。これから、わたしたちは、認知症を特別なものとして捉えるのではなく、誰もが当事者として、家族として、地域住民として、認知症とともに生きることになることを表しています。

2 家族の変化

1 単独世帯、高齢者のいる世帯が増え続ける

　日本の家族世帯数の変化（図1-2）から、平均世帯人員は減少傾向にあり、世帯数は増加傾向にあることがわかります[5]。

　現在、世帯は縮小し、核家族化が進んでいます。さらに、今後は若者だけでなく高齢者の単独世帯が増加していきます。共働き世帯が増加し、高齢者が高齢者を介護する老老介護、認知症当事者が認知症当事者を介護し合う認認介護も増加しています。

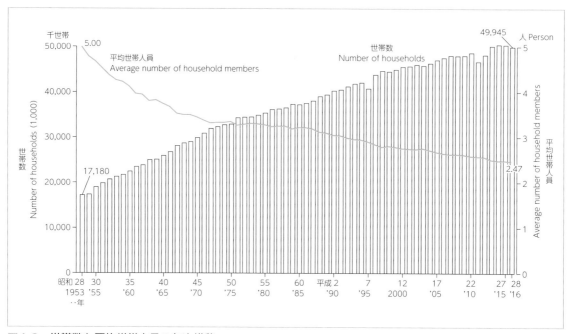

図 1-2 世帯数と平均世帯人員の年次推移

文献5), p.5.

　また、65歳以上の者がいる世帯数は、増加傾向にあり、その内訳は、夫婦のみの世帯、一人暮らしの高齢者世帯と合わせると過半数を超えます。現在の夫婦のみの世帯は、将来の一人暮らし高齢者世帯の予備軍であり、今後も一人暮らし高齢者の数は増加すると予測されています。認知症の初期症状は同居家族が気づくことが多いのですが、今後、認知症の症状に気づき、受診し治療やケアを開始するという、早期対応が難しくなることが予測されます[6]。

2 介護保険制度は家族を介護から解放するか

　介護保険制度が施行される2000年以前、かつて日本には、1898年の明治民法に採用された「家制度」と呼ばれる「家族制度」のもと、長男を跡取りと位置づけて家業の継承や親の扶養などで特別な役割を負わせる制度がありました。1947年に「家族制度」は廃止されましたが、その後も、日本には、介護は家族が行うものという文化的な価値観が根強く残っています。

　しかし、先にも述べたように、人口動態の変化、単独世帯の増加などから、家族メンバー間のサポート体制は乏しくなっています。介護力が低下した現代ではそのような価値観が、私たち自身を追い込むことも多々あり

ました。例を挙げると、介護虐待や虐待による死亡事故などが散見されるようになったのです。

このような現状から、「介護を社会化する」ことを目的に2000年から介護保険制度が施行されました。この制度は、介護を家族から解放し、社会全体で支えていく大きな転換期となりました。現代では、介護の一部分を介護保険サービスが担っていますが、介護には家族が大きな役割を占めていることに変わりはありません。次項で述べるように家族の介護負担がさまざまな問題をもたらしています。このような問題が起こっていることを念頭におきながら、本人・介護者をアセスメントし支援することが求められます。

2020年初頭よりCOVID-19が世界中で猛威を奮っており、私たちのライフスタイルにも大きな変革をもたらしました。特に、在宅勤務が増えたことにより、同居家族と過ごす時間も長くなりました。この労働環境の変化は、認知症とともに生きる人と介護家族によい影響を与える一方で、筆者は家庭内の虐待事例が増加するのではないかと懸念しています。虐待については次項で述べますが、これまで以上に家族支援が必要な新時代に突入したと考えています。

2 いま家族に何がおきているのか？

1 わが国の介護の実態

　要介護者からみた主な介護者の続柄（図1-3）をみてみると、要介護者と同居している主な介護者は54.4％（2019年）、その内訳は配偶者が最も多く、子、子の配偶者と続いています[7]。また、主な介護者の7割近くが女性（65.0％）であることもわかります。

1 認認介護

　図1-3の右のグラフからもわかるように、男女ともに主な介護者の4割近くが70歳以上となっています。高齢者が高齢者を介護する「老老介護」

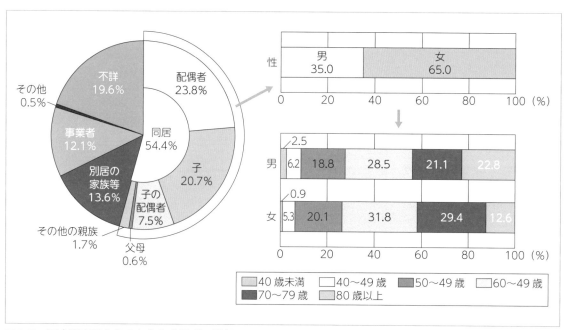

図1-3　要介護者等からみた主な介護者の続柄

文献7)

が増加していることは以前から言われていますが、前述のように高齢者の5人に1人が認知症という状況になれば、認知症の人が認知症の人を介護する「認認介護」の世帯も増加することが予測されます。

2 介護離職

2017年に介護・看護を理由に離職した人は約9万人で、2013年以降増加しています[8]。

政府は「介護離職ゼロ」の目標を掲げ、利用できる制度についての情報提供などの具体策を講じていますが、介護休業制度があっても利用しにくい、介護の受け皿が不足しており在宅介護を選ばざるを得ない、など課題も多く、さらなる対策が急務となっています。

3 多重介護

多重介護とは、1人の介護者が複数人の要介護者を介護することをいいます。たとえば、認知症の父母2人を1人の子が介護するケースなどです。また、育児と同時に介護が重なるダブルケアも、晩婚化が進み高齢出産が進んだ現代の家族の特徴といえるでしょう。

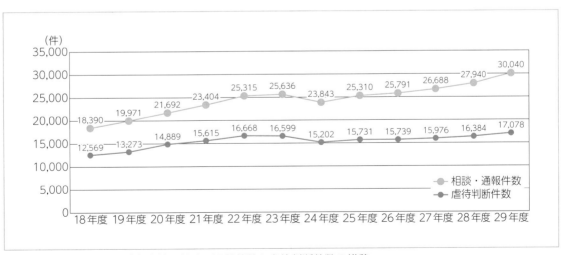

図1-4　養護者による高齢者虐待の相談・通報件数と虐待判断件数の推移

文献9)

1 虐待

養護者による高齢者虐待の相談・通報件数と虐待判断件数は年々増加傾向にあります（図1-4)[9]。

1 被虐待者の特徴

虐待を受けている高齢者の約8割が、認知症であることが報告されています[9]。第2章で認知症とともに生きる人と家族の体験について述べますが、家族は思い通りにならない介護に困惑したり、自身の休息もままならないなど多くのストレスを抱えていることが原因として考えられます。本人も自分が虐待を受けていると感じて他者に支援を求めることが難しく、なかなか解決に至らないことも関連していると考えられます。

2 虐待の種類

虐待の種類は、身体的虐待が最も多く、続いて心理的虐待、介護等放棄、経済的虐待、性的虐待の順に多くなっています。被虐待高齢者の「認知症の程度」と「虐待種別」の関係をみると、被虐待高齢者に重度の認知症がある場合には「介護等放棄」を受ける割合が高くなっています[9]。介護等放棄はネグレクトともいわれ、認知症とともに生きる人の健康状態も悪化しやすく、命に直結するため、対応を急ぐことが重要になります。

3 虐待者の特徴

被虐待高齢者から見た虐待者の続柄は、「息子」(40.3%) が最も多く、次いで「夫」(21.1%)、「娘」(17.4%) となっています[9]。男性の虐待者が多い理由は、女性に比べると男性は居住区域での社会的交流が限られ、他者に弱音を吐いて悩みを相談し、必要な場合には早期に支援を求め受け入れるなどの適切なストレス対処が不得手である人も多いことが関連していると考えられます。

2 介護うつ

1 介護うつの現状

介護うつとは「介護が原因で介護する人がうつになること」です。近年問題となっています[10]。厚生労働省が実施している患者調査によれば、うつ病患者の数は著しく増加し、一般的に女性、若年者に多いとされていますが、介護者となる中高年でも頻度が高いことが特徴です[11]。さらに、介

護者の約8割以上が介護生活にストレスを感じているといわれ、介護生活が原因でうつ病になったと回答している人が介護者全体の13.8％を占めていたとの調査結果もあります[12]。したがって、介護者の抑うつ状態をアセスメントすることは重要です。

2 介護うつのきっかけ

認知症とともに生きる人の家族が介護うつになるきっかけには以下の3点があります。

・認知症発症前後：診断前の段階で、加齢によるもの忘れなのか、認知症の症状なのか区別がつかず、家族も翻弄されていることがきっかけで生じる介護うつ。

・認知症軽度：診断され、家族も日々の介護に模索しながらともに生活の工夫を行う時期だが、うまくいかないことや初めて生じるトラブルも多く疲弊して生じる介護うつ。

・認知症中等度〜重度：この介護がいつまで続くのだろうと終わりのない旅の感覚をもち、先の見通しがつかず自分のライフプランも明確にならないことでストレスが溜まり生じる介護うつ。

3 介護が起因となった事件

悲しいことですが、介護が起因となった殺人や無理心中のケースはこれまでたくさんあります。近年報道された事件を2件紹介します。

1 高齢夫婦の無理心中

2019年9月、徳島県の民家の離れで高齢夫婦の遺体が見つかった事件で、夫（当時86歳）が殺人容疑で被疑者死亡のまま書類送検されました。夫は自宅離れで、ひも状のもので妻（当時85歳）の首を絞めて殺害、自身も自殺したとみられます。

自宅からは、夫や妻を息子の家族に介護させたくないといった趣旨で夫が書いたノートが見つかっており、無理心中したとみられています。

2 71歳女性が1人で3人の介護を抱え込み無理心中を図る

2019年、福井県でKさんと高齢の両親の3人が遺体で見つかった事件で、殺人容疑で逮捕されたKさんの妻のM容疑者（71）は、「3人の首を絞めた」と供述しました。1人で3人を介護していたMは、近所で「責任感が強い」と評判でしたが、周囲に助けを求められずに孤立を深めていたのでしょうか。

「お嫁に来てくれて本当に助かっている」「面倒をみてくれてありがたい」死亡したKさんの父親（93）と、母親（95）は事件の約10日前、自宅を

訪ねてきた近所の女性に、Mとの関係をそう話していたといいます。

　Kさんは脳梗塞の後遺症で足が不自由になり移動などに介助が必要でした。父親は「要支援2」、母親は「要介護1」の認定を受けていました。

　Mは親しい人に「病院や会社への送迎や食事の世話でしんどい」とも漏らしており、犯行後、睡眠薬を大量に飲み、病院に運ばれました。知人男性は「いつも笑顔で、人から頼まれると『いや』と言えない人だった。長男の妻として1人で抱え込んでいたのだろう」と声を詰まらせていました。

　この2つの事件についてどのように思いましたか？「対岸の火事で自分にはあまり関係がない」「実際に追い込まれたら自分も同じ選択をするのか」などの思いに駆られたのではないでしょうか。

　これらのケースの背景をたどっていくと、決して他人事ではなく、どこの家庭にも起こりうる事件であることがわかります。そして、どのような支援があればこのような悲しい事件を起こさずにすんだのか、私たちに何ができるのかを考える必要があると考えます。

　また近年、中高年の「ひきこもり」の人が61万人を超えると推計され[13]、ひきこもる子どもと年老いた親がともに社会的に孤立してしまう現実もあることから、コミュニティのつながりの希薄化とともに、家族が抱えているニーズが見えにくくなっていることも事実です。

　このような現状を踏まえて、今私たちに何ができるのでしょうか？　それは、認知症とともに生きる人のみをケアの対象とするのではなく、認知症当事者と家族をケアの対象として1単位と捉え、支援を行うことが最も基本的なことと考えています。特に介護家族支援においては、①家族の健康状態を守ること、②家族がソーシャルサポートをできるだけ早期に獲得できるための支援を行うことが重要となります。家族の健康状態を守ることについては、第3章において家族アセスメントの詳細を述べます。ソーシャルサポートの獲得支援については、第4章・第5章で詳細を述べます。

3 認知症とともに生きる人と家族を取り巻く国の政策と動向

認知症とともに生きる人と家族のための国の政策について見ていきましょう。

1 新オレンジプラン

2015年「認知症施策推進総合戦略〜認知症高齢者等にやさしい地域づくりに向けて〜（新オレンジプラン）」が策定されました。この戦略は、厚生労働省が関係府省庁（内閣官房、内閣府、警察庁、金融庁、消費者庁、総務省、法務省、文部科学省、農林水産省、経済産業省、国土交通省）と共同して省庁を横断して策定されていることが特徴です。基本的な考え方は、「認知症の人の意思が尊重され、できる限り住み慣れた地域のよい環境で自分らしく暮らし続けることができる社会の実現を目指す」とあり、以下の7つの柱が示されました[4]。

①認知症への理解を深めるための普及・啓発の推進

②認知症の容態に応じた適時・適切な医療・介護等の提供

③若年性認知症施策の強化

④認知症の人の介護者への支援

⑤認知症の人を含む高齢者にやさしい地域づくりの推進

⑥認知症の予防法、診断法、治療法、リハビリテーションモデル、介護モデル等の研究開発及びその成果の普及の推進

⑦認知症の人やその家族の視点の重視

特に、"⑦認知症の人やその家族の視点の重視"は、すべての柱の基礎となる重要な柱として位置づけられています。

2 認知症施策推進大綱[14)]

　認知症施策推進関係閣僚会議において、「認知症施策推進大綱」を令和元年6月18日にとりまとめました。これは、認知症になっても住み慣れた地域で自分らしく暮らし続けられる「共生」を目指し、「認知症バリアフリー」の取組みを進めていくとともに、「共生」の基盤の下、通いの場の拡大など「予防」の取組を政府一丸となって進めていく大綱としています。「予防」とは、「認知症になるのを遅らせる」「認知症になっても進行を緩やかにする」という意味です。「共生」とは、認知症の人が、尊厳と希望を持って認知症とともに生きる、また、認知症があってもなくても同じ社会でともに生きる、という意味です。

3 認知症の人の意思決定支援ガイドライン[15)]

　認知症の人を支える周囲の人において行われる意思決定支援の基本的考え方（理念）や姿勢、方法、配慮すべき事柄等を整理して示し、これにより、認知症の人が、自らの意思に基づいた日常生活・社会生活を送れることを目指すものとして示されました。以下は認知症の人の特性を踏まえた意思決定支援の3つの基本原則となります。

1　本人の意思の尊重
2　本人の意思決定能力への配慮
3　チームによる早期からの継続的支援

　近年、世界中で認知症政策における「本人の視点」が重要視されています。わが国でも、認知症に対する偏見を払拭し、正しい理解を進めるために、本人の語りや本人の視点からの政策にもとづく地域づくりが求められています。

熊本モデル

　熊本県では、認知症の早期発見・診療体制の充実、医療と介護の連携強化、専医療相談の充実を図ることを目的に認知症専門医を配置した「認知症疾患医療センター」を12カ所設置しており「熊本モデル」といわれています[16]

　さらに、新オレンジプランに示された「①認知症への理解を深めるための普及・啓発の推進」として認知症サポーターの養成が盛んです。

　例えば、筆者が代表顧問を務めるOrange Project[17] は、認知症サポーターになった全国の大学生らが、DFC*に貢献している団体です。学生らは、認知症とともに生きる方・家族・地域住民・行政らとともに「認知症になっても安心して暮らせるまちづくりに貢献する」をコンセプトに活動しています。教育を受けた学生らが、その後もDFCにおいて重要な役割を果たしています。(＊DFCとは、Dementia Friendly Communityであり、"認知症の人にやさしいまちづくり"のことをいいます。)

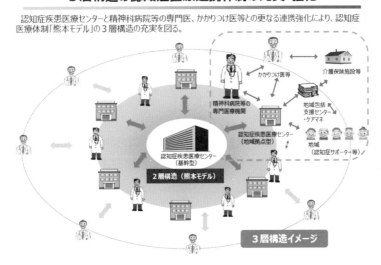

3層構造の認知症医療連携体制の充実・強化

認知症疾患医療センターと精神科病院等の専門医、かかりつけ医等との更なる連携強化により、認知症医療体制「熊本モデル」の3層構造の充実を図る。

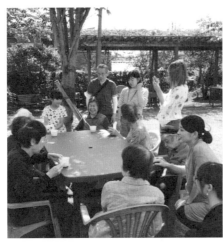

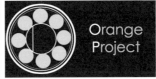

◆引用文献

1) 内閣府（2019）令和1年版高齢社会白書．高齢化の現状．https://www8.cao.go.jp/kourei/whitepaper/w-2019/zenbun/pdf/1s1s_02.pdf（2020年7月20日参照）
2) WHO：Global action plan on the public health response to dementia 2017-2025．https://apps.who.int/iris/bitstream/handle/10665/259615/9789241513487-eng.pdf;jsessionid=4DA480FA93471AC53988E52B35F416D8?sequence=1（2020年7月20日参照）
3) World Health Organization and Alzheimer's Disease International（2012）：Dementia：a public health priority．https://apps.who.int/iris/bitstream/handle/10665/75263/9789241564458_eng.pdf?sequence=1&isAllowed=y（2020年7月20日参照）
4) 厚生労働省（2015）：新オレンジプランの概要．https://www.mhlw.go.jp/file/06-Seisakujouhou-12300000-Roukenkyoku/nop1-2_3.pdf（2020年7月20日参照）
5) 厚生労働省（2019）：グラフで見る世帯の状況；世帯数と平均世帯人員の年次推移．https://www.mhlw.go.jp/toukei/list/dl/20-21-h28.pdf（2020年7月20日参照）
6) 前掲5），p.8
7) 厚生労働省（2020）：2019年　国民生活基礎調査の概況　Ⅳ　介護の状況．https://www.mhlw.go.jp/toukei/saikin/hw/k-tyosa/k-tyosa19/index.html（2020年7月20日参照）
8) 前掲5），p.35.
9) 厚生労働省（2019）：平成30年度「高齢者虐待の防止，高齢者の養護者に対する支援等に関する法律」に基づく対応状況等に関する調査結果．https://www.mhlw.go.jp/content/12304250/000584234.pdf（2020年7月20日参照）
10) 矢吹知之．（2015）．認知症の人の家族支援．株式会社ワールドプランニング．
11) 厚生労働省（2011）：知ることからはじめよう　みんなのメンタルヘルス　総合サイト　うつ病患者数．https://www.mhlw.go.jp/kokoro/know/disease_depressive.html（2020年7月20日参照）
12) 株式会社クリニカルトライアルプレスリリース（2010）：同居介護者の50％以上が介護うつ．https://www.value-press.com/pressrelease/53355（2020年7月20日参照）
13) 日本経済新聞（2019）：中高年ひきこもり61万人　内閣府が初調査．https://www.nikkei.com/article/DGXMZO43067040Z20C19A3CR0000/（2020年7月20日参照）
14) 厚生労働省（2019）：認知症施策推進大綱について．https://www.mhlw.go.jp/stf/seisakunitsuite/bunya/0000076236_00002.html（2020年7月20日参照）
15) 厚生労働省（2019）　認知症の人の日常生活・社会生活における意思決定支援ガイドライン．https://www.mhlw.go.jp/file/06-Seisakujouhou-12300000-Roukenkyoku/0000212396.pdf（2020年7月20日参照）
16) 熊本県認知症疾患医療センター．http://www.kumamoto-ninchi.jp/（2020年7月20日参照）
17) Orange Project．https://www.orange-project.org/（2020年7月20日参照）

第2章

認知症とともに生きる人と家族の体験

認知症とともに生きる人と家族が歩む過程

認知症は、認知症とともに生きる人と家族の営む生活に徐々に影響を及ぼす病です。本項では、認知症とともに生きる人と家族が体験していること（図2-1）を、筆者が世界の論文をもとに調査した結果[1]から、認知症の経過に合わせて説明します。日常生活の状態から認知症の重症度を客観的に評価する尺度Clinical Dementia Rating（以下CDR）[2]を使用します。

1 軽度認知障害（MCI）の時期 ＊CDR；0.5程度

認知症と診断される以前の、軽度認知障害（MCI）の時期は、これまでより物忘れはありますが、日常生活には支障がない時期です。認知症とともに生きる人と家族は、日常のかすかな変化を認識し、認知症の症状に気づきはじめているので、その症状が正常な物忘れなのか、認知症による物忘れなのかを日々確認しています。そこで家族は、受診をして認知症か否かを確認したいと考えますが、認知症とともに生きる人が受診行動に至るには、家族が本人の自尊心を傷つけないよう細やかな配慮をしたりと、大変な工夫や努力と長い時間がかかっていることがわかっています。また、この時期の認知症の症状は、ともに生活していて、気を許す親しい家族しか気づかないことも多いため、たまにしか会わない専門職や近隣・親戚には介護家族の心配事を理解してもらえないことも多く、介護家族はとても孤独感を感じている時期です。

2 軽度の時期 ＊CDR；1程度

この時期、特に短期記憶障害が目立つようになり、日常生活は見守りが必要になります。財布や通帳などの保管場所がわからなくなったり、内服薬の自己管理が困難になることから、家族は思い通りにならない介護に困惑しながらも、認知症介護に向き合い日々介護方法を模索している時期です。

3 中等度の時期 ＊CDR；2程度

　この時期は新しいものはすぐに忘れがちで、更衣、衛生管理など日常生活に一部介助が必要になります。認知症の中核症状である見当識障害は、時間、場所、人の順で進行するといわれています。特に時間の見当識障害によって昼夜が逆転したり、場所の見当識障害によって、外出先で道に迷ったりすることも多くなると、家族は安心して休息や睡眠をとることが困難になり、家族自身の健康状態も悪化しやすい時期でもあります。

4 重度の時期 ＊CDR；3程度

　この時期、断片的な記憶のみ残っており、頻回な失禁があるなど日常生活全般に介助が必要になります。家族は認知症の診断を受け入れる努力をしながら生活をしています。認知症の症状は個々の生活に反映され、個々の生活スタイルによって生じる体験も異なります。とくに、人の見当識障害により自分を認識してくれなくなったらどうしようという気持ちを抱きながらも、家族は認知症とともに生きる人にとって、適した介護方法を模

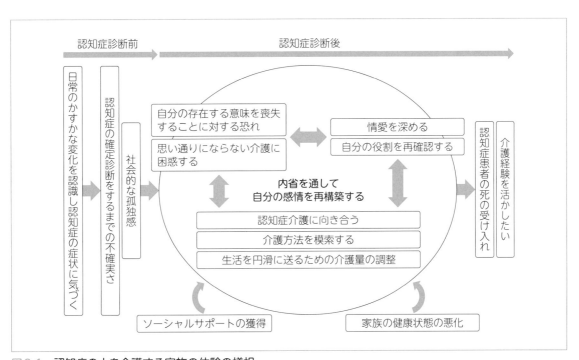

図2-1　認知症の人を介護する家族の体験の様相

文献1), p.9一部改変.

索していました。そして、介護を通して自分の役割を再確認し、認知症とともに生きる人への情愛を深める体験もしていました。

　これらすべての家族の体験は、円環的に影響し合い、日記を書くなど日々を振り返り内省しながら、家族自身の感情を日々整理し、再構築することを基盤としていました。さらに、認知症とともに生きる人と家族の生活によい循環を及ぼすのは、「ソーシャルサポートを獲得している」こと、悪循環を及ぼすのは「家族の健康状態の悪化」であることもわかっています。したがって最も重要なことは、認知症とともに生きる人と家族がより質の高い生活を送るため、家族のセルフケア機能を維持向上し、より早期にソーシャルサポートを獲得してもらうことだと筆者は確信しています。

5　認知症とともに生きる人の死亡後

　認知症とともに生きた人の家族は、死の現実を受け入れ、介護経験を活かして他者のサポートに役立てたいと思う家族もいました。わが国では、「認知症の人と家族の会」の支部が全国にあって家族支援を行っており、家族会の役割はとても大きいことが明らかになっています。しかし、家族の死の受け入れのプロセスは必ずしもうまくいく者ばかりではなく、個人差が大きい体験のようです。

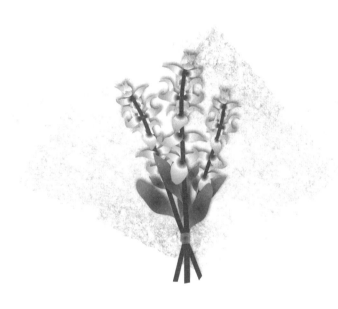

2 語りから読み解く家族の体験

1 認知症診断前の家族の体験

1 日常のかすかな変化を認識し認知症の症状に気づく

‘以前の高齢者との比較で認知症の症状に気づく’、‘高齢者の変化に戸惑う’、‘認知症患者の行動への困惑’、‘家族の最初の徴候’という体験が含まれています。

- ・「今日は何曜日？」という時間の確認と、「今日は何をするんだっけ？」という今日やらなければならないことを何度も確認することが最近多くなったなと思いました。
- ・妻は料理をするときにレシピを見たことがなかったのに、好きなメニューのつくり方を忘れてしまいました。

これまでできていたことができなくなるなど、認知症とともに生きる人のささいな変化を家族が感じ取り、日常のかすかな変化を認識し認知症の症状に気づく体験です。

家族は、「何か変だな」と思いつつも、この変化が加齢によるものなのか認知症という病によるものなのかの判断に困惑しています。

2 認知症の確定診断をするまでの不確実さ

‘診断までの手はずを整える’、‘診断のための不確実な旅’ という体験が含まれています。

・本人同意のもと、一度受診のための予約を取っても、受診日になると「なぜ私が病院に行かなければならないの？ 私はどこも悪くない！」といわれ、受診してくれず、外来受診の予約とキャンセルを繰り返しました。

家族は認知症かもしれないと疑い、受診の手はずを整えたいのですが、認知症とともに生きる人自身は、症状を自覚していない、もしくは自覚しているからこそ否定したい気持ちもあり、受診して「認知症」という診断を受けることにためらいが生じているのではないかと思います。家族が認知症か否かを確認する作業を進める過程で、認知症とともに生きる人の自尊心を傷つけずに、受診してもらうことに難しさやはがゆさを感じている時期です。この時期に専門職に仲介してもらうことで、早期診断・早期治療がスムーズに開始できるケースもあります。現在は、認知症初期集中支援チーム[3]のアウトリーチも各県単位で実施されていますので、場合によっては在宅で診断してもらうことも可能です。

3 社会的な孤立感

‘第三者から理解されたい’、‘文化的ケアの意味’、‘認知症介護の孤独な旅’‘初期診断の障壁’ という体験が含まれています。

・母と仲がいい近隣に「最近母の物忘れがひどくて困っちゃうんです」と話すと、「何言っているの。お母さんももう年なんだからもっと優しくしてあげなさい」と言われ、認知症の症状で私が困っていることを理解してもらえず、病気のつらさをわかってもらえませんでした。
・私（長女）は、母の介護のためにフルタイムの仕事を退職せざるをえませんでした。

認知症のBPSDは、いちばん気を許している家族に対して現れることが多く、親しい家族以外の他者の前では、症状が現れにくくなるといわれています。したがって家族は、日々生じている生活上の困りごとや将来への

不安などについて、他者から理解されにくく、孤独感を感じる体験をしています。家族が孤独感を感じると、他者に支援を求めるという効果的なストレス対処が行えず、孤立を強めていきます。したがって、家族の言葉に共感し傾聴することが重要となるのです。

2 認知症診断後の家族の体験

1 思い通りにならない介護に困惑する

'衝撃・否認'、'衝撃とは異なる感情'、'否定的感情'、'症状の進行'、'否定的な感情'、'コントロールできない感情'、'介護者役割だけで終わることへの葛藤'、'ぶつかる思い'、という家族の体験が含まれています。

・いつもいい介護をするよう努力しているけれど、彼に時々怒ってしまいます。
・私が主人にすごく恐怖心をもってしまって、いつどこで状況がころっと変わってくるかわからないんですよ。顔色をみてわかるうちはいいですけど、急に暴力が出始めるので、そういうことが私の中ですごく恐怖になっています。

家族は、認知症の症状にうまく対応できないことで生じる苛立ちを自分自身でコントロールできないことに困惑する体験をしています。家族は知識として「さっき言ったじゃない！　何回聞けばいいの？」と否定的な対応はするべきではないと理解していても、度重なればストレスも溜まり、認知症とともに生きる人に直接発散してしまうこともあります。しかし、その後家族は『すべきでない対応をしてしまった』と自分を責めて自己嫌悪感が強くなっています。筆者は、介護家族がネガティブな感情をもつことは自然なことだと思っています。しかし、認知症の特徴的な症状である行動・心理症状（Behavioral and Psychological Symptoms of Dementia, 以下BPSD）は、人的資源も含めた環境要因の影響を強く受けるため、介護家族のストレス対処方法の内容によって、認知症のBPSDを増悪させることもあれば軽減させることもあります。だからこそ、筆者はBPSDに影響を及ぼす環境の一部である介護家族へ、認知症とともに生きる方の言動の意味や介護のポイントについて理解していただくための支援、および家族自身の健康管理の支援が特に重要だと考えているのです。

2 自分の存在する意味を喪失することに対する恐れ

'自分の存在する意味の喪失に対する不安'、'ためらい'、'過去と現在の埋められないギャップ' という体験が含まれています。

　夫である私を忘れてしまい、もうどうしようもなくて、情けないやら、悲しいやら、どうしていいのかこっちがわからなくなります。

　認知症の中核症状である人に対する見当識障害によって、認知症とともに生きる人が家族を認識できなくなった時、これまで培ってきた家族との関係が絶たれることにためらい、新たな役割関係を築いていかなければならないことに不安を感じる体験をしています。

3 認知症介護に向き合う

'課題との調和'、'介護経験そのものの受け入れ'、'介護の備え'、'ケアを継続すること'、'認知症患者の受け入れ' という体験が含まれています。

　認知症介護は衰えていく人を看るからマイナスの面がそれこそ多いでしょう？　でも、主人がいい表情をしてくれると励みになったりして、結構人間的に成長させてもらえたような気がします。

　家族は、介護を通して自己成長を感じるなど、日々の介護に向き合うことで、徐々に介護を受け入れる覚悟をしています。

4 介護方法を模索する

'高齢者の自尊心を傷つけないよう配慮する'、'高齢者の症状に合った介護方法を模索する'、'方略の探索・選定'、'実践しながら介護力をつける'、'新たな意識をもつ'、'要求を低減すること'、'ガイドすること'、'付き添うこと'、'ケア能力'、'新しい家族メンバーの仕事' の10の知見から統合されました。

　「なぜわたしはこの道にいるの？」と彼女は涙ぐんで言いました。だからわたしは、彼女が何を考えているのか理解するために、彼女とともにいて彼女の世話をしました。

家族は、認知症とともに生きる人個々の症状に対処した経験を日々の介護に活かし、パーソンセンタードケアの視点をもちながら、具体的な介護方法を模索する体験をしています。

5　生活を円滑に送るための介護量の調整

　'生活のマネジメント'、'サービスへのアクセスとケアの進行'という体験が含まれています。

　　在宅療養をするにあたって関連のあるサービスと認めたらフォーマルサポートを利用します。

　生活を円滑に送るための介護量の調整とは、家族内での役割調整と積極的なフォーマルサポートの利用の体験のことを指しています。

6　自分の役割を再確認する

　'自らの役割を再認識する'、'位置の確認'、'子の敬愛'という体験が含まれます。

　　夫が長男であるということで責任と義務感と、…それだけかといったらそれだけかもしれません。正直言って。

　特に日本では、家制度に代表される伝統的な役割期待を再確認することで、認知症とともに生きる人の介護者としての役割期待に応えようとする体験をしています。

7　情愛を深める

　'高齢者の気持ちに寄り添いたい'、'つながりの再確認'、'情を深くする''関係性の変化'、'希望'という体験が含まれます。

　　苦しまないようにだけ逝ってくれたらね。おばあちゃんにはもうできるだけ今の状態が長く続いてほしいなって思うわね。

　家族は、認知症とともに生きる人との時間を共有し、介護を通して、情愛を深めていました。

8 内省を通して自分の感情を再構築する

‘内的統制’、‘内面的な認識’、‘調整的態度’、‘介護から学んだ共有’、‘自己表出’、‘自分の中での納得’、‘感情の再構築’という体験が含まれています。

毎晩、日記をつけるなど自分の気持ちの整理に役立つことをする。

父は時々私に怒っていますが、父を抱きしめることで、私自身がより父を愛し幸せな気持ちになるのです。

家族は、日記をつけたり、言動で直接自分の気持ちを認知症とともに生きる人に伝えることで、自身の感情を内省し、介護を継続できるよう奮起することにもつながる体験となっています。

9 認知症とともに生きた人の死の受け入れ

ずーっと看ていたから、いつかこういう時が来るというのはお互いにあったじゃないですか。だからなんかね、あの人がずーっと枯れていくというのを見てきているから、そんなにもう泣けて泣けてしょうがないっていうのが私はなかった。

認知症とともに生きた人の症状が進行していくプロセスを、介護を通じて看てきたことで、徐々に死について覚悟ができていく体験をしています。しかし、すべての人がスムーズに死を受け入れられるわけではなく、とても個別性の大きい体験であることも事実です。

10 介護経験を活かしたい

介護をする前と認知症とともに生きた人を看取った後は、‘変化した自分’を自覚する体験をする家族も多くなります。

私が認知症の父を介護した経験を、今困っている人に役立てたい。

すべての家族が介護経験を活かしたいと思うわけではありませんが、一部の家族は、介護を通して獲得した学びを他者と家族会などで共有し活かす人も多くいます。

11 家族の健康状態の悪化

母の認知症の状態が悪くなったり、私の健康状態が悪くなれば、これ以上母をみることはできなくなって、介護をあきらめざるを得ないでしょう。

　家族にとって、認知症のBPSDの悪化と家族個々の健康状態の悪化が、介護を行う上で大きな障壁になり、虐待や心中につながっていくことも考えられます。だからこそ、家族看護学の視点から、家族を1単位として捉えて家族の健康状態を保つケアを実践することが重要になります。

12 ソーシャルサポートの獲得

　'他の介護者の存在の意識''他者からのサポート''サポート''初期診断の促進者''エネルギー源'という体験が含まれています。

*　介護者サポートグループに参加し「よく頑張っているね」、「大変だよね」など、周囲から肯定的評価や理解を得ることができました。*
*　認知症に関する新たなよりよい知識を得るために、医療提供者に会って話を聞きました。*

　家族はフォーマルサポートに限らず、インフォーマルなサポートも獲得していました。特に、家族会などのサポートからは、認知症の症状に関する具体的な対応策を共有できるなど、よりよい情報を獲得することや同様の境遇の家族がいることで安心感を得る体験をしていました。ソーシャルサポートを獲得することは、家族が健康的に介護を行うためのとても重要な要素となっています。

3

語りから考える
家族が必要とする支援

1 認知症とともに生きる人と家族を社会から孤立させない支援

　　認知症の初期症状は老化との判別が難しく、身近な介護家族に対してより強く症状が出現しやすい特徴がある一方で、介護家族以外の者に対しては初期症状が現れにくいこともあります。また、地域からの偏見を恐れて、「認知症」という病名を口外することができずに、介護が限られた家族メンバーのみで行われていることもあります。こうなると、家族の心配事や困りごとを、他者に理解してもらい共感を得られにくいため、認知症発症前後の時期の家族は、社会的な孤独感を抱く体験をしているのです。したがって認知症とともに生きる人や家族が「認知症」をオープンにできるような、社会的偏見から解放されるような地域づくりが重要となります。そして、介護保険制度を代表するフォーマルサービスだけでなく、家族・親戚・近隣・友人・自治会・民生委員・家族会など互助機能をもつインフォーマルサービスに認知症とともに生きる人と家族をつなげ、早期に支援を受けられる体制づくりを行うことが必要です。家族が、日々内省を通して、自分の感情を再構築していくために、家族が介護体験を語り、聴いてもらえる環境を整えていきます。

2 適切なソーシャルサポートを獲得するための支援

　　認知症とともに生きる人と家族のソーシャルサポートの種類は、①情緒的な支援、②実用的な家事や介護支援、③適切な情報提供の支援、④介護の意味づけへの支援、⑤レスパイトのための調整支援があります。これら5種類のソーシャルサポートについての詳細は、第4章で述べますが、家族は家族個々に合った適切なソーシャルサポートを早期に獲得していくことで、家族自身の健康状態を保持し、認知症介護に向き合えるようになりま

す。そして、認知症の進行に伴い症状も日々変化していくことから、生活を円滑に送るためのサービス利用や家族の介護量の調整を専門職の支援を受けながら行うことが重要となります。社会的孤立感を感じている家族は、家族外の支援の受け入れを拒否することもありますが、そのような場合には専門職と介護者という関係性をさらに発展させ、人と人という関係ができれば支援も受け入れやすくなることがあります。

　また、認知症は中核症状に加え、BPSDが生じ、認知症の進行に伴い症状も変化していくことが特徴的です。環境要因の一つとなる介護家族や専門職の対応次第でBPSDの症状がよくも悪くもなることを念頭に置いた上で、介護家族が早期にパーソンセンタードケアを活用した適切な介護方法を習得できるよう支援することが重要です。

◆引用文献
1）安武　綾（2011）：認知症患者を介護している家族の体験のメタ統合. 家族看護学研究17(1), p.2-12.
2）池田　学編（2012）：認知症臨床の最前線. 医歯薬出版, p.136.
3）厚生労働省（2015）：認知症初期集中支援チームについて.
　　https://www.mhlw.go.jp/file/06-Seisakujouhou-12600000-Seisakutoukatsukan/0000035310.pdf（2020年7月20日参照）

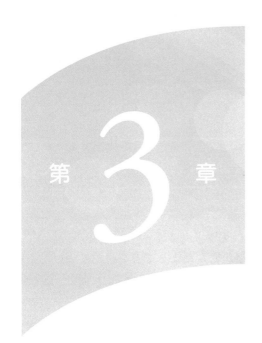

第 3 章

認知症とともに生きる人と
家族の支援に必要な知識と
考え方

1 家族とは

1 「家族」の定義

家族とは、どのように定義されるのでしょうか？Friedman, M. M[1] は、家族とは、絆を共有し、情緒的な親密さによって互いに結びついた、しかし家族であると自覚している 2 人以上の成員であると述べています。Wright, L, M[2] も、家族とは、強い感情的な絆、帰属意識、そしてお互いの生活にかかわろうとする常道によって結ばれている個人の集合体であると述べています。つまり、血縁、同居に限らず、「情緒的な親密さ」、「絆を共有」、「家族であると自覚している」というキーワードがポイントになります。

さらに家族は 2 人以上から成り立つもので、その時代を反映する社会の中で最小単位の組織といえるでしょう。

2 なぜ家族を支援するのか？

認知症とともに生きる人への支援を考えた時、家族の支援は特に重要になります。なぜなら、認知症とともに生きる人の、行動・心理症状（以下、BPSD）が引き起こされる要因の一つに環境要因があるからです。家族は、認知症とともに生きる人の環境の一部となります。よって、家族が認知症を正しく理解し、その人らしさを大切にした対応をすることで、認知症とともに生きる人の不安を和らげ、安心できる環境をつくることになるため、BPSD が緩和される可能性も高くなるのです。一方で、認知症とともに生きる人のその人らしさの維持を重視しない質の低いケアを提供することは、認知機能のさらなる低下を招くともいわれています[3]。このことから、認知症とともに生きる人と家族を 1 単位として支援の対象にすることが重要になります。

2 家族を理解するために知っておきたい理論

　家族支援を行う専門職に必要な視点について、家族システム理論を参考に述べていきます。

　普段ケアを行う専門職は一人ひとりの家族個人をアセスメントしています。しかし、家族支援を行う際には、3つの視点で家族を捉えることが大切です。図3-1のように、①個人システム（個々の家族）、②家族システム（属性関係：夫婦、兄弟、親子など）、③地域社会システム（居住地域）となり

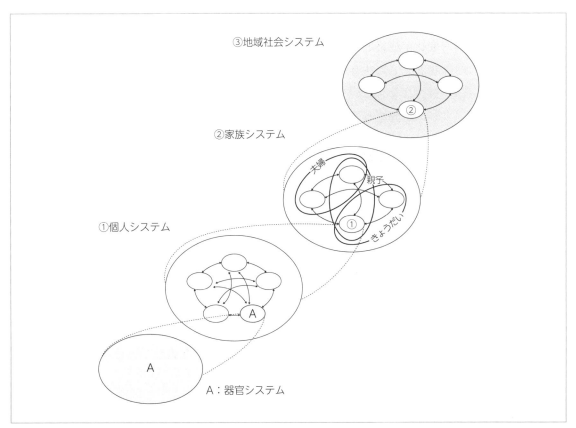

図3-1　システムのレベル

文献4)

ます。③は②を含み、②は①を含むため、それぞれが下位システムとして影響し合っています[4]。

1 家族システム理論を構成する主な家族の捉え方

1 家族は地域社会システムの一部であると同時に下位システムを内包する

普段わたしたちは一人ひとりの家族メンバーをアセスメントしていますが、家族支援を行う際に、3つの視点で家族を捉えることが大切です。図3-1のように、①個人システム（個々の家族）、②家族システム（属性関係：夫婦、兄弟、親子など）、③地域社会システム（居住地域）となります。③は②を含み、②は①を含むため、それぞれが下位システムとして影響し合っています。

2 家族らは、互いに循環的・円環的に影響し合う

家族システムの内部では、必ず他の家族に影響を及ぼしていて、1つの変化が最終的には家族全体の変化となって現れることです。例えば、認知症とともに生きる人のBPSDがひどくなり、夕方になると「家に帰られなければならない」と言い、外に出かける行動は、その家族や地域にも何らかの影響を与えています。

3 家族は総和以上の存在である

家族には、人数分の能力しかないわけではなく、機能不全に陥っていなければ、単純な足し算では計れない相互作用によって、総和以上の能力が生まれます。

4 家族は全体としての構造と機能をもち、内部には階層性と役割期待がある

認知症とともに生きる人を含む家族全体は、家族構成や世帯としての経済活動など目に見える構造と生殖や扶養、介護などの社会に対する機能をもち合わせています。

5 家族は変化に対応しつつ安定状態を取り戻そうとする

人間の身体は外気温の上昇に対して、体温を保つために発汗するなどし

て体内の環境を一定の状態に保とうとします。家族も同じように機能不全に陥ろうとする時、変化に対応しながら安定状態を取り戻そうとします。認知症とともに生きる人の症状は環境に影響を受けやすいため、症状の変化に合わせて家族全体の安定状態を取り戻す調整を行うことが専門職には求められます。

２ 家族アセスメントの方法 （表3-1）

1 認知症とともに生きる人のアセスメント

まずは、認知症とともに生きる本人の生活上の目標を確認し、医師と治療方針を明確にします。生活上の目標を本人が言語化しにくい場合には、家族や認知症とともに生きる本人の生活史を知る人から有益な情報を得るとよいでしょう。特に、「認知症の症状がどのような生活機能障害を及ぼしているのか」についてアセスメントを行い、本人の生活上の目標を達成する方法について、家族を含めたケアチームで共有します。

2 家族の健康状態

1 認知症とともに生きる人の理解の程度と受け止め状況

BPSDの程度と症状悪化の要因に対して、家族がどの程度理解しているのかをアセスメントし、認知症とともに生きる人が安心して生活でき、BPSDが悪化しないケアや環境について、家族とともに対応方法を考えていきます。

2 認知症とともに生きる人の生活機能低下と家族の介護能力

認知症の症状が、認知症とともに生きる人の生活にどのように影響を及ぼしているのかをアセスメントするとともに、生活機能の低下について、食生活を支える介護能力、排泄を支える介護能力、清潔・衣生活を支える介護能力、活動と休息を支える介護能力についてアセスメントします。

3 家族の健康状態

介護中の家族は、睡眠障害、腰痛、関節痛、その他持病の悪化などが引き起こされやすくなります。特に、夜間の排泄ケアや徘徊、暴言など、BPSDが強く生じている場合には家族は心身ともに健康を害しやすくなり、介護の継続が困難となりえるため、家族の健康障害の有無と程度についてアセスメントします。

表3-1　認知症の人と家族の支援のためのアセスメント

認知症とともに生きる人のアセスメント	生活上の目標と治療方針 予測される予後 医療処置や医療管理 認知機能（認知症重症度尺度：CDR, 認知機能尺度：MMSE） BPSDの程度（BPSD尺度：NPI-Q） ADL（IADL評価尺度：PSMS） 生活機能低下（食事・排泄・清潔・更衣・移動） 本人の生活の質に関する要望 本人のもつ力
家族の健康状態	■認知症とともに生きる人の理解の程度と受け止め状況 BPSDの程度と症状悪化の要因に対する家族の理解と程度
	■認知症とともに生きる人の生活機能低下に伴う家族の介護能力 認知症とともに生きる人の生活にどのように影響を及ぼしているのか 食生活を支える介護能力 排泄を支える介護能力 清潔・衣生活を支える介護能力 活動と休息を支える介護能力
	■家族の健康状態 家族の健康障害の有無と程度（睡眠障害、腰痛、関節痛、その他持病の悪化など）
家族の対応能力	■構造的側面 家族構成、主介護者と支援者の有無、同居家族メンバー、経済状況、生活スタイル、発達課題など
	■機能的側面 家族メンバー間の情緒的関係性、介護に関する家族と地域の価値観（認知症に関する偏見の程度）、役割体制や柔軟性、勢力構造（キーパーソン）、社会性（外部からの情報収集能力と活用能力、近隣との交流）
家族の対処能力	■家族としての過去の対処経験 過去の健康問題への対処経験など
	■家族の対応状況 新たな役割の獲得、生活の変化に関する受容、介護に対する対処行動、日常生活の調整、役割分担状況、社会性の拡大（社会資源の活用状況）など
	■家族の適応状況 認知症とともに生きる人と家族の心身の健康状態の変化 家族内の人間関係の質の変化 家族の日常生活の質の変化

3 家族の対応能力

1　構造的側面

　家族構成、主介護者と支援者の有無、同居家族メンバー、経済状況、生活スタイル、発達課題などについてアセスメントします。

2　機能的側面

　家族メンバー間の情緒的関係性、介護に関する家族と地域の価値観（認知症に関する偏見の程度）、役割体制や柔軟性、勢力構造（キーパーソン）、社会性（外部からの情報収集能力と活用能力、近隣との交流）などについてアセスメントします。

4 家族の対処能力

1　家族としての過去の対処経験

　家族が、過去の健康問題へどのように対処した経験があるかをアセスメントします。

2　家族の対応状況

　認知症とともに生きる人の介護経験を通して、新たな役割を獲得しているか、生活の変化に関する受容、介護に対する対処行動、日常生活の調整、役割分担状況、社会性の拡大（社会資源の活用状況）などをアセスメントします。

3　家族の適応状況

　認知症とともに生きる人と家族の心身の健康状態の変化、家族内の人間関係の質の変化、家族の日常生活の質の変化についてアセスメントします。

3 家族支援にあたっての考え方

　家族の捉え方は、p.31〜32に示したように個人システム・家族システム・地域社会システムの各システムに、支援の捉え方は5つのソーシャルサポートの側面から考えていきます。

1 家族個々に対する支援（個人システム）
　　—個々の家族の背景を理解する

1　情緒的な支援

　家族は、支援者に対して、「こんなプライベートなことを相談してもいいかしら？」「認知症本人のこと以外の事情を相談してもいいのかしら？」などと気兼ねし、困りごとを自分で抱え込んでしまう場合も多いため、「些細なことでも気兼ねなく相談できる」「私（家族）もケアの対象として看てくれているんだ」と家族自身に認識してもらえることが大切です。認知症とともに生きる人と家族をチームで支援していることを伝えましょう。

2　実用的な家事や介護支援

　介護はアウトソーシングできても、家事のアウトソーシングには抵抗がある家族も多いようです。無理強いせず、家族のこだわりを尊重して他者に委ねられると納得できることから引き受けていくことが大切です。また、他者に委ねなくとも、家事や介護の方法を変えたり、負担が軽減できる技術を提供することも重要な支援となります。

3　適切な情報提供の支援

　まずは家族が、自分の居住地域で活用できそうなサービスについて、どの程度理解しているか情報を収集します。その後、家族の希望に沿って有益だと思われる地域包括支援センター、認知症の人と家族の会や地域の認

知症カフェ、地域の介護者向けサロンや研修の情報、民生委員の紹介などの情報提供を行います。

4 介護の意味づけへの支援

「頑張っているね」「大変だよね」「ありがとう」と言われることは、些細なことのようですが、家族が介護に意味を見出すためにはとても大切な支援です。

専門職ではなくても誰もができる介入のため、これらの言葉かけが家族の支えになることをチームメンバー、家族、近隣住民などに伝え知ってもらいましょう。

5 レスパイトのための調整支援

介護中の家族は、家族自身が介護から解放されてリフレッシュすることに罪悪感を抱いています。また、「以前には対応してうまくいったのに今回はうまくいかない」と思うことも多々あり、認知症とともに生きる人本人の環境や体調によって状態が刻々と変化し「介護がいつまで続くのだろうか」と見通しがつかず、介護負担感が高くなっていることがあります。家族が介護から一時的にでもリフレッシュできるサービスを定期的に導入できるよう、サービス調整をケアマネジャーなどと連携をとり進めていきましょう。

2 家族の関係性に働きかける支援（家族システム）
―認知症とともに生きる人を含めた家族を1単位と捉え直す

1 情緒的な支援―家族の代弁者になる

家族は、「ありがとう」「感謝しています」という気持ちを改めて言語化することが難しい場合もあります。また、家族だから「言いにくいことは胸の内にしまっておこう」と考える場合も多いようです。支援者は家族メンバー個々の思いが、他の家族メンバーに正しく伝わるよう家族メンバー個々の代弁者となることが大切です。支援にあたっては、一人の家族メンバーだけに肩入れすることがないようにかかわり、家族メンバーの意見が平等に扱われていると認識してもらうことも大切です。

2 実用的な家事や介護支援

　一人の家族介護者が担う役割の比重が重いようであれば、家族メンバー間で役割の再調整を行います。

3 適切な情報提供の支援

　主介護者の家族だけではなく、家族メンバー全員にあらかじめ家族が相談しやすい窓口の情報を提示しておきます。情報が錯綜することもあるため、相談の窓口になる人は1名であることが望ましいといえるでしょう。

4 介護の意味づけへの支援

　1単位の家族として、家族メンバー同士が協力しながら介護を行っていることを労い、褒めることが重要です。また、家族の発達課題として介護を乗り越えることができるよう支援します。

5 レスパイトのための調整支援

　介護負担が、特定の家族メンバーに偏りすぎないよう調整を行います。家族だけで介護することにこだわりをもつ家族もいますが、長期にわたる介護を継続するためには、介護をアウトソーシングしていくことも重要となります。ケアマネジャーやケアチームと1単位としての家族のアセスメントを共有し、適宜レスパイトが行えるようサービスの調整を行います。

3 家族を含む地域社会に働きかける支援（地域社会システム）―地域資源の発掘と地域づくり

1 情緒的な支援

　地域包括支援センターや地域の民生委員より、認知症に関する地域の価値観（偏見）について情報収集をします。近隣住民が物盗られ妄想の犯人として扱われているなど、近隣住民との関係性もこじれやすいのが認知症の特徴でもあるため、地域全体が認知症に対し寛容になるために家族と地域の関係調整を行います。

2 実用的な家事や介護支援

　家族だけで抱え込まず、地域で支えられるような仕組みづくりなどを考えていきます。

3 適切な情報提供の支援

　認知症とともに生きる人と家族を支援しているチームが正しい情報を共有し、ゴールを共有できるようマネジメントしましょう。また、地域では認知症サポーター養成を積極的に進めていくなど、地域包括支援センターなどとも協働し、地域住民へ正しい認知症の知識を広めていきましょう。

4 介護の意味づけへの支援

　「頑張っているね」「大変だよね」「ありがとう」と言われることは、家族が介護に意味を見出すためにはとても大切な支援です。これらの言葉かけが家族の支えになることを地域住民などに伝え知ってもらいましょう。

5 レスパイトのための調整支援

　地域の資源として、レスパイトのための調整ができる人材や組織を育成してくことが重要になります。また、レスパイトの意味に対する地域の価値観が寛容になるような働きかけを地域に行っていきます。

　本書は、家族支援に焦点を当てていますが、認知症とともに生きる本人への支援なしには成り立ちません。認知症とともに生きる人が、できる限り地域のよい環境で自分らしい暮らしを続けるためには、「本人支援」と「家族支援」を両輪として捉え、本人を含む家族を1単位としてケアの対象と捉えて支援を行うことが重要であることは言うまでもありません。今後はますます、認知症とともに生きる人が、尊厳と希望をもって生きることができる支援のあり方、また認知症がなくても住み慣れた地域の中で尊厳が守られ、自分らしい暮らしを続けながら生きていくことができる「共生」のあり方を実現するための支援を考えていくべきでしょう。

◆引用文献
1) Friedman, M M（1992）：Family Nursing, theory and practice. Appleton & Lange, p.9.
2) Wright L M., Watson W L., Bell J M.（1996）：Brief-The Heart of Healing in Families and illness. Basic Books, p.45.
3) Kitwood Tom.（1997）. Dementia Reconsidered the person comes first. Open University Press.
4) 渡辺裕子監修（2018）：家族看護を基盤とした在宅看護論Ⅰ概論編　第4版，p.109，日本看護協会出版会.

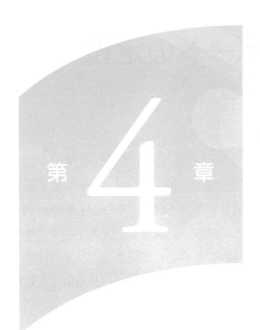

第4章

認知症とともに生きる人と家族が地域で暮らすための支援
—ソーシャルサポートの活用

1 ソーシャルサポートの定義

　本書では、ソーシャルサポート（Social support）を、「認知症とともに生きる人を介護する家族に利用可能だと認知されたサポートと実際に個人が享受しているサポート」と定義し、家族が認識するインフォーマルサポートとフォーマルサポートいずれも含むものとしています。

　Gottlieb, Hは、入手可能なソーシャルサポートは、自尊感情や問題解決能力が向上し、行動変容を促進させるため、その結果、環境への適応に影響を与えると述べています[1]。日本においても、認知症とともに生きる人の家族に相談相手がいることや、家族から情緒的なサポートを受けているなど、ソーシャルサポートが認知症とともに生きる人の家族の介護負担を和らげ、介護者の抑うつ状態を軽減させる効果をもつと報告されています[2,3]。

2 ソーシャルサポートの種類とその分類

1 フォーマルサポートとインフォーマルサポート

　フォーマルサポートとは、医療保険制度や介護保険制度などの法律・制度にもとづいて行われる公的なサービスを指します。例えば、行政サービス・訪問看護・訪問医療・訪問介護・通所サービス・施設サービスなどがフォーマルサービスにあたります。

　インフォーマルサポートとは、法律や制度にもとづかない互助機能をもつサービスのことを指します。例えば、買い物の車による送迎、家族の食事準備、要介護者の居室以外の掃除、要介護者の嗜好品や衣類の買物、電話や訪問による安否確認、話し相手等があります。サービス提供者は、家族・親戚・近隣・友人・自治会・民生委員・家族会・地域サロンなど多様な場所に存在しています。

2 家族のニーズからまとめた5つの分類

　筆者は、在宅で認知症とともに生きる人の家族を対象に調査を行い、ソーシャルサポートの種類について5つにまとめました（表4-1）。

1 情緒的サポート

　家族にとって身近な人に気兼ねなく話しができ、話を聴いてくれ、専門職、家族、近隣や友人が認知症とともに生きる人だけでなく介護している家族自身の健康も気にかけてくれることが家族にとって情緒的なサポートとなります。

2 実用的家事介護サポート

　実用的家事介護サポートとは、家事や介護を手伝ってくれる、家族自身が健康でいられるようにサポートしてくれるものです。介護保険サービス

表4-1 ソーシャルサポートの分類

種類	内容
情緒的サポート	・話を聴いてくれる ・時間を問わず相談できる ・気兼ねなく相談できる ・信頼できる専門職が身近にいてくれる ・自分と患者の健康状態を気遣ってくれる
実用的家事介護サポート	・家事を手伝ってくれる人がいる ・介護を手伝ってくれる人がいる ・家族自身が健康でいられるようにサポートしてくれる人がいる
適切な情報提供サポート	・認知症本人の健康状態についてわかりやすく説明してくれる ・認知症という病気に関する情報を提供してくる ・介護に活かすことができる情報を提供してくれる ・介護負担を軽減させるような助言をしてくれる
介護の意味づけサポート	・褒めてくれる ・応援してくれる ・感謝してくれる
レスパイトのための調整的サポート	・認知症本人の症状に合わせた介護方法を一緒に考えてくれる ・家族自身の休息の時間を確保できるように介護サービスを調整してくれる ・家族自身の趣味を継続できるように介護サービスを調整してくれる ・家族の疲労に合わせて介護サービスを調整してくれる ・介護が偏りすぎているとき、家族内で助け合うよう助言してくれる

文献2)

を利用して来てもらう介護事業所の介護ヘルパーが、掃除や食事の準備をしてくれる、近所の人が食事を差し入れしてくれたりすることは、家族にとってサポートとなっていました。また、兄弟や親戚、友人などがちょっとした移動を手伝ってくれたり、認知症の人の受診の際の送迎や付き添いをしてくれることも、家族にとってサポートになっていました。つまり、家族が普段担っている家事や介護を、専門職や家族・友人・近隣が手助けしてくれることが、家族にとって実用的家事介護サポートとなります。

3 適切な情報提供サポート

　適切な情報提供サポートとは、認知症本人の健康状態についてわかりやすく説明してくれる、認知症という病気に関する情報を提供してくる、介護に活かすことができる情報を提供してくれる、介護負担を軽減させるような助言をしてくれるサポートのことです。たとえば、看護師が患者の急変時の対処を助言してくれる、同じ境遇にある家族の介護体験を知ることができる家族会の開催日時についての情報を提供してもらえたり、看護師

から腰痛を起こさないための排泄介助など、具体的な介護技術に関して助言してもらえたり、認知症に関する知識を提供してもらえることです。つまり、家族がBPSDの対処方法を習得するために必要な情報を提供してくれるサポートであり、その情報源は専門職に限らず、家族、友人、近隣など多岐に渡ります。

4 介護の意味づけサポート

介護の意味づけサポートとは、「よく頑張っているね」と介護している家族を認めて褒められていると家族自身が感じたり、「いつもありがとう」と家族自身が感謝してもらえていると実感することです。このサービスは、認知症とともに生きる人のケアにかかわっている専門職からサポートされる場合もありますが、本人から家族に「ありがとう」と発せられる言動がサポートとなることもあります。つまり、家族が日々試行錯誤しながら実践している介護が認められ、応援してもらえるサポートです。

5 レスパイトのための調整的サポート

レスパイトのための調整的サポートは、主に専門職がサポートの提供者となっています。具体的には、認知症とともに生きる本人の症状に合わせた介護方法を一緒に考えてくれる、家族自身の休息の時間を確保できるように介護サービスを調整してくれる、家族自身の趣味を継続できるように介護サービスを調整してくれる、家族の疲労に合わせて介護サービスを調整してくれる、介護が偏りすぎているとき、家族内で助け合うよう助言してくれるサポートです。つまり、認知症とともに生きる人と家族にかかわる専門職が、家族の健康状態をアセスメントし、レスパイトできるよう介護サービス利用の調整をしてもらえるサポートです。とくに、介護期間や介護内容の見通しがつきにくい認知症とともに生きる人の家族は、介護負担が高いため、介護開始前の家族の生活スタイルを尊重し、個々の家族メンバーが趣味や仕事を継続できるようなサービスの調整が重要なサポートになります。

3 家族が望むソーシャルサポートとは

1 サポートの量と満足度は比例しない

　　筆者が認知症高齢者を介護する家族を対象に行った研究によると[2]、家族がソーシャルサポートを獲得しているほど、家族の介護負担感は低い傾向にあります。また、家族がソーシャルサポートを獲得しているほど、家族の活力や精神的健康は上昇することも明らかになっています。しかし、ソーシャルサポートは多ければ多いほど、よいというわけではありません。サポートの内容と誰からサポートされるのか（サポート源）が、家族の満足度に影響を与えることもわかっています。私たち専門職は、サポート源として家族のニーズを満たすことができているのでしょうか？

2 家族が望むソーシャルサポートはどこから提供するのがよいか

　　家族へ提供するソーシャルサポートは、専門職がすべて提供する（サポート源）ことが最善の選択でしょうか？　筆者の研究では、必ずしもそうでないことが明らかになっています。むしろ、①情緒的サポート、④介護の意味づけサポートは、専門職ではない主介護者以外の家族や親族、近隣住民などがサポート源となっていることが多いようです。特に専門職の力量が発揮されるのは、②実用的家事介護サポート、③適切な情報提供サポート、⑤レスパイトのための調整的サポートです。介護を行う家族は、介護から解放される自由な時間の必要性を自身で自覚し、調整して確保することは困難であるため、⑤レスパイトのための調整的サポートについては、日常的に介護負担感をアセスメントできる看護職や介護職、介護支援専門員（ケアマネジャー）の役割がとても重要であることがわかっています。

　本書では、ソーシャルサポートを、「家族に利用可能だと認知されたサポートと実際に個人が享受しているサポート」と定義し、家族が認識するインフォーマルサポートとフォーマルサポートいずれも含むものとしているため、あらゆるサポートが含まれます。

　筆者が開発した在宅認知症高齢者家族のソーシャルサポート尺度（Social Support Assessment Scale for Family Caregivers of Elderly with Dementia at Home；以下、SSFD）（表4-2，図4-1）を活用する意義は2点あります。

　1点目は、家族のソーシャルサポート得点を算出し、個々の家族に適したソーシャルサポートを提供できることです。

　2点目は、家族のソーシャルサポート得点の平均点を地域ごとに算出することで、ソーシャルサポート得点の地域特性やサポート源をアセスメントでき、公衆衛生学的に今後取り組むべき方向性や具体的内容を示すことができる点です。

　この尺度は、概念モデルの5因子（①情緒的支援、②実用的家事介護支援、③適切な情報提供支援、④介護の意味づけへの支援、⑤レスパイトのための調整支援）を用いて、在宅で生活する認知症高齢者家族のソーシャルサポートを観察、評価するための尺度です。

　表4-3は、在宅認知症高齢者家族のソーシャルサポート尺度の使用の手引きです。

　この尺度を活用することで、より早期に家族が適切なソーシャルサポートを獲得できるため、認知症の早期診断・早期対応に結びけられると考えています。さらに、介護家族の介護負担感の軽減、主観的幸福感の向上、抑うつ状態の改善、ひいては認知症とともに生きる人のBPSDの緩和に貢献できると考えています。

表4-2 在宅認知症高齢者家族のソーシャルサポート尺度 [Social Support Assessment Scale for Family Caregivers of Elderly with Dementia at Home (SSFD)]

Ⅰ. 以下の項目について、該当すると思う項目を〇で囲んでください。「いる」と答えた方はその人についてあてはまる項目に〇をつけてください。複数の選択肢に〇をつけてもかまいません。

なお、ここでいう専門職とは『看護師・医師・ケアマネージャー・社会福祉士・介護士・ヘルパー』のことです。

総合得点
（　　　　　点/20点満点）

	情緒的支援	0点	1点	（　　　　　　　　　　　　　/5点満点）
1	あなたの話を聴いてくれる人は誰ですか	誰も いない	いる	認知症のご本人　配偶者　同居している家族　別居している家族　友人　近隣　専門職　その他（　　）
2	あなたにとって時間を問わず相談できる人は誰ですか	誰も いない	いる	認知症のご本人　配偶者　同居している家族　別居している家族　友人　近隣　専門職　その他（　　）
3	あなたにとって気兼ねなく何でも相談できる人は誰ですか	誰も いない	いる	認知症のご本人　配偶者　同居している家族　別居している家族　友人　近隣　専門職　その他（　　）
4	あなたにとって信頼できる身近な専門職は誰ですか	誰も いない	いる	看護師　医師　ケアマネージャー　社会福祉士　介護士　ヘルパー　認知症コーディネーター　その他（　　）
5	あなたの健康を気遣ってくれる人は誰ですか	誰も いない	いる	認知症のご本人　配偶者　同居している家族　別居している家族　友人　近隣　専門職　その他（　　）
	実用的家事介護支援			（　　　　　　　　　　　　　/3点満点）
6	あなたの家事を手伝ってくれる人は誰ですか	誰も いない	いる	認知症のご本人　配偶者　同居している家族　別居している家族　友人　近隣　専門職　その他（　　）
7	あなたの介護を手伝ってくれる人は誰ですか	誰も いない	いる	認知症のご本人　配偶者　同居している家族　別居している家族　友人　近隣　専門職　その他（　　）
8	あなた自身が健康でいられるようにサポートしてくれる人は誰ですか	誰も いない	いる	認知症のご本人　配偶者　同居している家族　別居している家族　友人　近隣　専門職　その他（　　）
	適切な情報提供			（　　　　　　　　　　　　　/4点満点）
9	認知症のご本人の健康状態についてわかりやすくあなたに説明してくれる人は誰ですか	誰も いない	いる	認知症のご本人　配偶者　同居している家族　別居している家族　友人　近隣　専門職　その他（　　）
10	認知症という病気に関する情報をあなたに提供してくれる人は誰ですか	誰も いない	いる	認知症のご本人　配偶者　同居している家族　別居している家族　友人　近隣　専門職　その他（　　）
11	介護に活かすことができる情報をあなたに提供してくれる人は誰ですか	誰も いない	いる	認知症のご本人　配偶者　同居している家族　別居している家族　友人　近隣　専門職　その他（　　）
12	あなたの介護負担感を軽減させるような助言をしてくれる人は誰ですか	誰も いない	いる	認知症のご本人　配偶者　同居している家族　別居している家族　友人　近隣　専門職　その他（　　）
	介護の意味づけへの支援			（　　　　　　　　　　　　　/3点満点中）
13	介護しているあなたを褒めてくれる人は誰ですか	誰も いない	いる	認知症のご本人　配偶者　同居している家族　別居している家族　友人　近隣　専門職　その他（　　）
14	介護しているあなたを応援してくれる人は誰ですか	誰も いない	いる	認知症のご本人　配偶者　同居している家族　別居している家族　友人　近隣　専門職　その他（　　）
15	介護しているあなたに感謝してくれる人は誰ですか	誰も いない	いる	認知症のご本人　配偶者　同居している家族　別居している家族　友人　近隣　専門職　その他（　　）
	レスパイトのための調整			（　　　　　　　　　　　　　/5点満点）
16	認知症のご本人の症状に合わせた介護方法をあなたと一緒に考えてくれる人は誰ですか	誰も いない	いる	認知症のご本人　配偶者　同居している家族　別居している家族　友人　近隣　専門職　その他（　　）
17	あなた自身の休息の時間を確保できるように介護サービスを調整してくれる人は誰ですか	誰も いない	いる	認知症のご本人　配偶者　同居している家族　別居している家族　友人　近隣　専門職　その他（　　）
18	あなた自身の趣味を継続できるように介護サービスを調整してくれる人は誰ですか	誰も いない	いる	認知症のご本人　配偶者　同居している家族　別居している家族　友人　近隣　専門職　その他（　　）
19	家族の疲労に合わせて介護サービスを調整してくれる人は誰ですか	誰も いない	いる	認知症のご本人　配偶者　同居している家族　別居している家族　友人　近隣　専門職　その他（　　）
20	あなたに介護が偏りすぎているとき、家族内で助け合うよう助言してくれる人は誰ですか	誰も いない	いる	認知症のご本人　配偶者　同居している家族　別居している家族　友人　近隣　専門職　その他（　　）

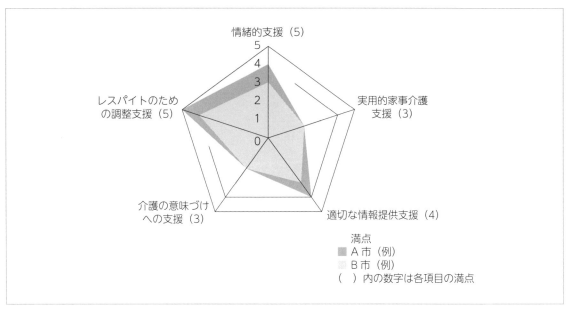

図4-1　活用例

表4-3　在宅認知症高齢者のソーシャルサポート尺度使用の手引き

在宅で生活する認知症高齢者を介護しているご家族の現在の状況にあてはまるものに○を
つけます。

1. 現在、認知症の方の介護をする生活において、あてはまる項目に○をつけます。
2. サポートを提供する人が複数いる場合には、複数の項目に○をつけます。
3. あまり考え込まず、直感的に最も近いと感じたものに○をつけます。
4. 【ソーシャルサポートの有無】各項目の採点の目安は、サポートをする人が「誰もいな
   い」場合は0点、それ以外の項目に○がついたら何人いても1点とします。
5. 【ソーシャルサポート源の種類】各項目の採点の目安は、「誰もいない」もしくは「いい
   え」以外の項目に○がついた合計数となります。

6. 各項目の考え方は以下を参考にしてください。
Q1〜5：あなたの話を共感的に聴いてくれ、情緒的支援を行う人が一人でもいれば1点で
す。
Q6〜8：実際に家事、介護の手伝いが必要になった場合、すでに手伝っている人がいれば
1点です。
Q9〜12：実際に役に立つ情報をあなたに教えてくれる人がいれば1点です。
Q13〜15：言葉で実際に褒めたり、応援したり、感謝してくれる人がいれば1点です。
Q16〜20：あなたの介護負担を気にかけ、実際に調整をしてくれる人がいれば1点です。

◆引用文献
1) Gottlieb H Benjamin. (2000)/小杉正太郎 訳 (2005)：ソーシャルリポートの測定と介入. 川島書店.
2) 安武　綾 (2016)：在宅で生活する認知症高齢者家族のソーシャルサポート尺度の開発. 聖路加国際
   大学大学院博士論文.
3) 上城憲司, 納戸美佐子, 中村貴志, ほか (2009)：デイケアにおける認知症家族介護者の「家族支援
   プログラム」の効果. 日本認知症ケア学会誌 8 (3), 394-402.

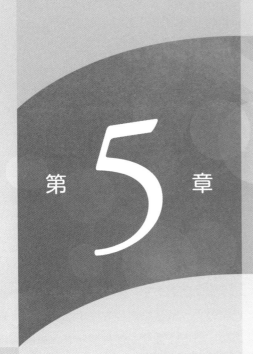

第 5 章

家族支援の実際

1 認知症の人と家族にかかわる専門職の役割

1 認知症とともに生きる人と家族を支える者とは？

　認知症の中核症状は、その人の生活と人間関係の全般に影響を与えることが特徴です。専門職は、専門的な視点から認知症とともに生きる人の困りごとを解決する介入を行っていきます。しかし、その人の環境となるのは、家族や専門職のみならず、近所の人、地域における民生委員、近隣住民、コンビニ、銀行、行きつけのスーパー、公共交通機関など、地域の身近な人々であり、認知症とともに生きる人と家族を支えることになります。

　また、認知症の症状によって人間関係に大きな影響を及ぼしてしまうことがあります。例にとってみると、中核症状の一つである、「財布をとられた！？」などと考える「ものとられ妄想」は、身近な人に対して出やすい傾向があり、認知症の症状とわかっていたとしても、家族はやりきれない思いを抱えています。

2 認知症とともに生きる人と家族にかかわる看護職の役割

　認知症とともに生きる人と家族の支援には、保健・医療・福祉などさまざまな専門職種の連携が必要になります。その中で看護職は、どのような役割を期待されているのでしょうか。認知症とともに生きる人が中核症状やBPSDによって生活機能低下をきたしている場合に看護職は、その言動の意味、パーソンセンタードケアを大切にしたかかわり方のヒントを家族とともに導き出す役割があります。さらに、認知症とともに生きる人の健康状態、家族の健康状態を全人的にアセスメントし、健康障害がその人の生活に及ぼす悪影響をアセスメントし、認知症とともに生きる人と家族のセルフケア能力を最大限に引き出す役割も担うことができます。

2 事例でみる 支援の実際

1 予想外に病状が進行したことで課題を投げかけた若年性認知症をもつ人と家族の支援

　本事例は、筆者が認知症コーディネーターとしてかかわり、若年認知症の本人の思いや願いを受け止め、同時に家族の思いに寄り添いながら、若年認知症本人交流会という本人および家族のピアサポートの場をつくり、ソーシャルサポートを充実させていった事例です。しかしながら、認知症の進行に伴う急激な変化が生じ、予想外の経過をたどったことで、ステージアプローチ^{注1)}という重要な課題を投げかけた事例でもあります。

　本事例を振り返ることで、若年認知症の本人および家族のソーシャルサポートの重要性とステージアプローチにおける課題を探ります。

1 事例紹介

　Aさん（58歳、男性）はB市生まれ、20歳代で集団就職によりC市の工場に勤務していました。家族は妻と長女で、長女は医療職で他県在住。56歳のころから仕事中のミスが続き、診断直後に退職し、妻とともにB市に帰郷。20XX年6月に生活の支障が徐々に出てきたことから、地域包括支援センターに相談、要介護1と認定され、認知症対応型通所介護D事業所の利用が始まります。性格は明るく、社交的で、仕事は真面目で、家庭を何よりも大事にしてきたとのこと。翌年1月頃より、排泄時の失敗が目立つようになり、妻が注意すると激昂することが増えてきたことで、妻がD事業所に心理的な負担を頻繁に訴えるようになりました。

注1）ステージアプローチ
　　認知症の進行のステージに応じて必要とされる支援を継続的・包括的に行っていくこと。

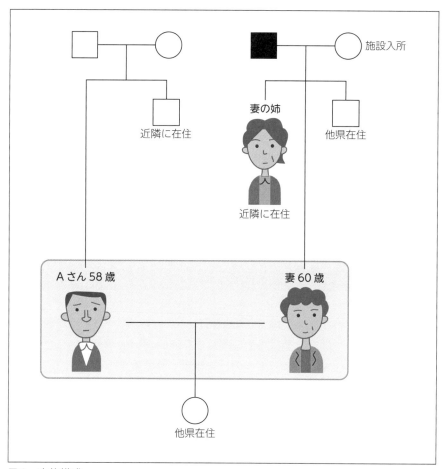

施設入所

妻の姉

近隣に在住

近隣に在住

他県在住

Ａさん 58 歳

妻 60 歳

他県在住

図1　家族構成

2　支援者が困難を感じた点

1）若年認知症という病気を本人がどう受け止めているか、本人の思いや本人とのかかわり方がわからない。

2）妻の介護負担への対応が難しい。しかし家族の介護負担に焦点を当ててしまうことで、本人の思いや力を活かした支援ができなくなるのではないか

3）どの時期に、どんな本人および家族支援の課題があるのかわからない

　家族が置かれていた状況

1 ◆ 妻が置かれていた状況

　妻は、2歳年上。Aさんが認知症の診断を受け定年を待たずに退職するまでは、親子3人で裕福でないにしても、真面目で家族を大事にしてくれる夫に満足していました。夫とともに登山やスキーなどによく行き、夫婦で長女を大切に育てました。しかし夫に異変が表れ、心配していた矢先、仕事場で工事車両に足を敷かれて大怪我をしたことで、近くの専門医療機関を受診させたという経緯があります。長女に心配をかけたくないことや自分たちだけではどうにもできないと考え、夫にとっても自分にとっても生まれ故郷であるB市に戻りました。2歳年上ということもあり、家庭のことは一切妻が切り盛りしてきたようで、受診や帰郷についても妻がAさんを説得し決定したようです。妻によると、結婚後、夫の両親や親類との関係が悪化し、疎遠となり、帰郷することも一切伝えていないと話していました。妻の姉が近隣に在住しており、協力を得られる状況にあり、実際に困りごとが発生した際や、受診などには協力を得ることができました。長女は医療職として他県に就職していましたが、体が弱いので長女にはできるだけ心配をかけたくないという意向でした。

2 ◆ 制度利用や経済的な状況

　地域包括支援センターへ相談があった時点から、適宜、自立支援医療（精神通院医療）や精神障害者保健福祉手帳、障害年金等の制度について、認知症コーディネーター^{注2)}（以下、コーディネーター）や事業所のケアマネジャーなどが協力して利用できるようにしました。経済的には、帰郷当初は退職金などの貯蓄のみでしたが、Aさんの障害年金の受給、妻の国民年金の受給により、徐々に安定していきました。

3 ◆ 相談時におけるソーシャルサポート

　Aさんは診断後2年目で、D事業所の利用により生活意欲が向上し、より活動的になりましたが、自宅では徐々に生活の支障が出始め、ちょっとしたことで妻と口論することが増えていました。表1の「認知症診断後の家族の体験」では、右欄に家族の体験を妻の言葉で表しています。妻は診

注2) 認知症コーディネーター
　B市が独自に配置している、認知症全般の支援や専門職の教育、地域づくりを担う地域支援専門員。

表1　認知症診断後の家族の体験

1. 自分の存在する意味を喪失することに対するおそれ	「私を妻と認識してくれなくなったらどうしよう」
2. 思い通りにならない介護に困惑する	「ダメだとわかっていても、やっぱりもどかしくて口を出してしまい、口論になる」
3. 介護方法を模索する	「何とか試してみたいと思う」
4. 認知症介護に向き合う	「私だけではないと、頑張ろうと思う」
5. 情愛を深める	「娘を大切にして、家族を大事にしてきた人」
6. 自分の役割を再確認する	「頼る人がいなくなって、自分がしっかりしなくては」
7. 生活を円滑に送るための介護量の調整	「自分が健康でいなくては」
8. 内省を通して自分の感情を再構築する	「面会に行くと、にこって笑ってくれるので、これでいいかなあと思う」

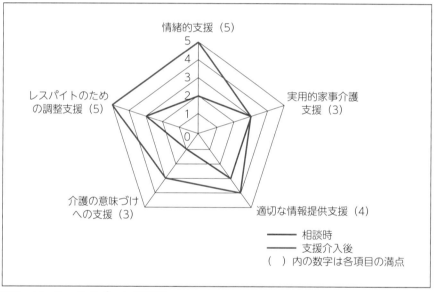

図2　ソーシャルサポートの評価

断後から「自分の存在する意味を喪失することに対するおそれ」「思い通りにならない介護に困惑する」という体験を経て、自分だけではどうしようもないと思い、帰郷と同時に地域包括支援センターに相談しています。この時点のソーシャルサポートを図2に示していますが、「実用的な家事介護支援」「適切な情報提供支援」の項目に比べると、「情緒的支援」「レスパイトのための調整支援」「介護の意味づけへの支援」が不足しています。家

族が「介護方法を模索する」「介護に向き合う」「情愛を深める」という体験をしていくためには、Aさんと妻の関係性を維持できるような支援が必要です。

4 支援の実際と経過

Aさんの場合、地域包括支援センターに相談があった時点で、コーディネーターが本人・家族とかかわり、一定の信頼関係ができていたことから、まずAさん本人の思いや希望を、直接本人から聴くために面談を行いました。同時に家族の思い、自宅での現状や困っていることについて妻への面談を行いました。

＜Aさんの面談結果＞

1）本人なりに、排泄のミスが起こっていることを認識しており、そのことで妻との口論が増えていることに不安をもっている

2）妻に対して、強い口調になっていることを、申し訳ないと感じていることや感謝している気持ちがあっても、そのことを口にできない思いがある

3）医師から妻へADという診断名を告げられたことを記憶しており、自分がADであることの病識をもっている。その上で、同じ病気の人と話す機会をもち、この気持ちを分かち合いたいと希望する

＜家族への面談結果＞

1）認知症と診断された時から、ある程度は覚悟していたものの、本人の変化への戸惑いが強く、Aさんの日々の小さなミスへのイライラ感により、本人もつらいと思うけど、自分もつらいという気持ちをわかってほしい

2）夫の認知症の進行をできるだけ遅らせるためには、デイサービスではなく作業所や何らかの仕事ができるところに通わせたいとの意向

3）B市への帰郷の経緯について、自分たちを取り囲む家族関係や経済的な不安についてわかってほしい

以上の面談結果を踏まえて、D事業所およびコーディネーターのチームで検討し、支援を行いました。

＜支援目標＞

1）Aさんの思いや願いを重視し、同じ病気の人たちとの仲間づくりの機会をつくり、ピアサポートを行う

2）家族の思いや願いに寄り添い、ピアサポートの場をつくる

3）Aさんと家族の関係性の維持を図る

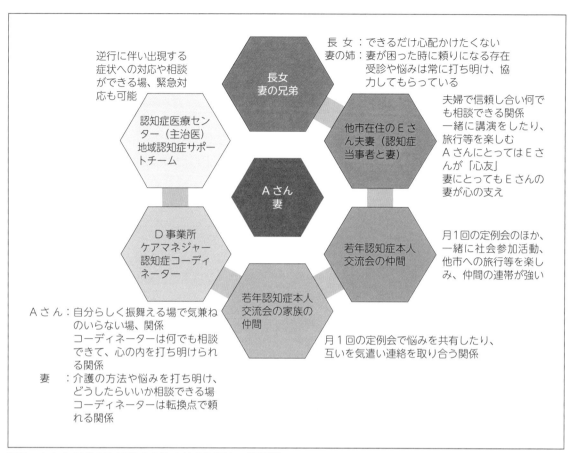

図3　Aさんと妻を取り巻く家族や社会資源との関係性

<若年認知症本人交流会の発足とピアサポート>

　Aさんの思いをもとに、20XX年5月、若年認知症本人交流会（本人交流会と称す）がスタートしました。当初から本人だけでなく家族も一緒に参加できるようにし、当事者同士、あるいは家族同士で話し合う機会をつくりました。Aさんは4年半にわたり、当事者の仲間を得て意欲的になり、社会参加活動にも積極的に参加するようになり、妻も本人交流会に常に同伴し、家族同士のつながりをもつことで、何とか本人を理解しようとする気持ちが芽生え、本人のできる力に目を向けるようになりました。月1回の定例会のほか、小旅行や認知症の当事者による講演会への参加、Aさんが当事者として発言する機会が増えていき、妻がAさんの心に寄り添うような場面も度々ありました。また特に他県の若年認知症当事者E氏と夫婦ともに親しくなり、交流を深めて、悩みを打ち明けられ支え合う関係になりました。それらの体験を経て、妻は次第にAさんの認知症によるさまざまな失敗を受け入れられるようになりました。コーディネーターは、状況の

変化に応じて、ケアマネジャーやD事業所、専門医（主治医）との連携を図りながら、本人の生活障害に対するアセスメント、適切な医療支援の調整、本人および家族への生活指導や環境面のアドバイス、妻への認知症教育や心理教育、制度や介護サービスの利用の調整を図り、本人の思いや意思決定を重視ししながら、妻の相談役となりました。図3は、支援介入後のAさんや家族を取り巻く家族や社会資源との関係性を表しています。認知症本人や家族同士の交流によるピアサポートの機会を得ることで、何でも悩みを打ち明けられる心の支えができ、前向きな気持ちで「認知症介護に向き合う」「情愛を深める」ことができたのではないかと思います。また信頼できる専門職チームに繋がり、進行ステージに応じたサービスの調整により、何でも相談できる支援者を得ることができました。そうすることで、図2にあるように、「情緒的支援」「介護の意味づけの支援」「レスパイトのための調整支援」の面で、ソーシャルサポートが充実していったと考えます。

 ## 5 おわりに

　診断から6年が経過したころより、症状が多発し、Aさんの急激な状態像の変化の中で、結果的に精神科への入院という経過をたどりました。本人の権利擁護を重視しながら、医療や介護サービスの支援の調整に集中するがあまり、妻と一緒に考えていくことや妻だけでなく、長女や妻の兄妹を交えた話し合いの場をもつことができず、妻の意思決定支援や家族全体のエンパワメントが不十分だった点が課題と考えます。これは家族の関係性に働きかける支援の不足でもあり、若年認知症のケースに起こりがちな課題であると思います。

　若年認知症の丹野智文氏は、講演の中で、認知症をもつ本人が自分の望む人生を送れるか否かは、家族の支援が重要であるという発言をしています。本人が仲間づくりによって生きがいをみつけ、よりよく人生を送ろうとしていても、認知症の進行ステージの中で、さまざまな問題が発生します。その問題に専門職チームとして、どう対応していくのか、多様な家族の構造や介護力、疾病観の中で、どう本人の尊厳を支え、家族に寄り添うことができるのか、ソーシャルサポートという観点から振り返ることで、あらためて、認知症の進行ステージに応じた家族のエンパワメントの重要性を再認識しました。

2 重度認知症の親を介護する子の間に対立があり、在宅医への移行が困難だった例

　本事例は、重度の認知症の母親と独身の子（息子と娘）との同居世帯です。主介護者の長男（60歳代・無職）、同居している次女（60歳代・病院勤務）と近隣に嫁いだ長女との間で、介護方針の相違により兄弟間での対立があり在宅医への移行が困難であった事例です。本事例をふり返ることで家族の役割や関係性を見極め、多職種との連携や事前準備の重要性について考察します。

1 事例紹介

　Aさん（90歳代・女性）は、重度の認知症と高血圧・慢性心不全があり2ヵ所の医療機関にかかっています。X年前に夫が他界し、長男（60歳代・独身）と次女（60歳代・独身・病院勤務）と同居で、近所には結婚して家を出た長女がおり、頻回に来て食事や通院の支援を行っています。

　Aさんには19XX年から高血圧があり、近所の知人が通っている病院に

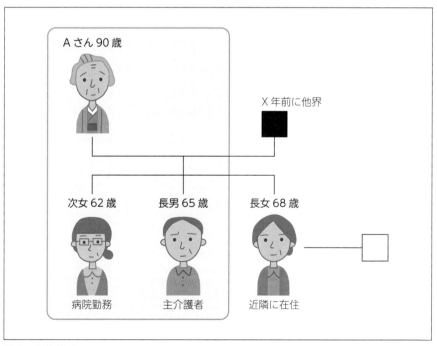

Aさん90歳

X年前に他界

次女62歳　　長男65歳　　長女68歳

病院勤務　　主介護者　　近隣に在住

図1　家族構成

一緒に通院していましたが、20XX年頃より物忘れがあり、新たに心療内科を受診し老年期認知症と診断されました。認知症に対し投薬が開始されましたが、間欠的な大声での独語が出始め、20XXから2年が経過したころには幻視・幻聴、夜間の徘徊等も出現するようになりました。長男が自宅で終日介護しており、本人および長男ともに家族以外の交流がないことから、ケアマネジャーよりデイサービスを紹介されましたが、大きな声での独語があり利用が困難であったことから訪問看護の導入が検討され、筆者へ依頼がありました。

2 支援者が困難を感じた点

1 ◆ 兄弟間の情報共有がないまま介護を行っている

主治医は、本人が元気なころから数10年近く通院していた病院と心療内科の2ヵ所に通院しています。2ヵ所とも通院の支援は長女が行っていますが、診察の結果や薬の変更について長男に伝えることはなく、長男は出ている薬の薬表をみながら飲ませている状況でした。兄弟間に会話は少なく、お互い伝えない、聞かないままに介護を行っている状況です。

2 ◆ 介護方針が兄弟間のいさかいで決まらない

既に認知症も重度になっており、受診も困難になってきている状況ではありましたが、長女が一人で受診援助を行っていました。通院している病院は訪問診療を行っておらず、病院も遠くにあり最期の確認にも来られないため、在宅医に切り替えてはどうかということも検討されていました。長女は最終的にはB医師のいる病院に入院させたいと思っていますが、それまでは訪問看護を入れて自宅での介護状況を確認したい（弟が虐待をしていないか見張ってほしい）という思いがあります。一方、長男は医療者に対する不信感が強く自宅には誰も来てほしくない。何かあったら施設に入所させた方がいいという思いから平行線をたどり方針が決まらない状況でした。

3 家族らが置かれていた状況

1 ◆ 家族の置かれている状況

　Aさんは、重度の認知症（認知症高齢者の日常生活自立度判定Ⅳ）、要介護度4であり、意思の疎通はほとんどとれずADLも全介助の状態です。昼夜を問わず大きな声での独語があり、機嫌が悪いと唾を吹きかける・叩く・つねるなどの暴力行為もあります。介助により立ったり座ったりはできますが、自分の意思で何かを行うことはありません。

　主介護者の長男は、親の介護が第一優先の生活で、社会的な交流はほとんどもたず、唯一の趣味は猫をかわいがることです。経済的には豊かで、定年退職後仕事をしなくても十分暮らせるだけの余裕がある状況です。Aさんより叩かれるなどの暴力行為があっても、常にニコニコ声をかけ介護をしており、Aさんが以前「家がいい」と言っていたこともあり、できるだけ自宅で看ていきたいと思っていますが、限界が来たら施設に入所させたいと思っています。介護の状況は力任せで雑なところもあり、本人の手に爪痕や内出血を認めることがあります。

　次女は、病院に勤務しており、ほとんど介護は担っていません。介護方針に関しても積極的な発言はなく、姉に対しては常に対立的な立場でありながらも、兄と姉の対立を傍観しているところが見受けられます。しかし急変時の対応においては決定権をもっており、他の兄弟はそれに従います。

　長女は、Aさんがまだ通院していたころ、B医師に最期まで見てもらいたいと言っていたので、それを大事にしたいと思っています。また、認知症専門医のC医師に対する信頼が高く、Aさんがどんな状況であっても予約している診察日には必ず受診させています。しかし受診の結果は誰にも言わず薬だけを渡して帰ってしまいます。また、長男が虐待をしているのではないかと不信感をもっており、病院に入院させた方がいいと思っています。病院受診の介助は長女だけが行っており、食べることに関しては買って来たり、自宅で調理をするなどの介助は行っても、排泄や入浴の介助を行うことはありません。

　兄弟間では、些細なことでも言い争いになりそれが刺激となりAさんの独語が始まるきっかけにもなっています。

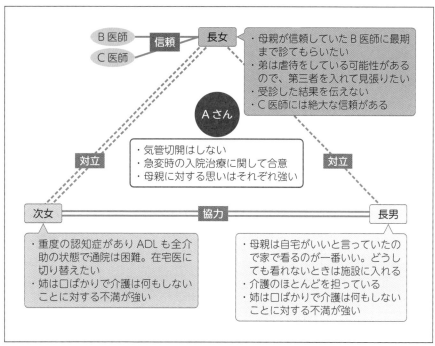

図2 関係者の相関関係

2 ◆ ソーシャルサポートの現状

　Aさんに訪問看護が介入する前にすでに担当のケアマネジャーがいたことや、医療職の家族がいることで「気兼ねなく相談できる」役割の人が存在しているとともに、「適切な情報提供」やケアマネジャーから介護をねぎらう言葉かけを受けることなど「介護への意味づけへの支援」もできていました。訪問看護が介入するようになってからは訪問看護師に相談されることが増え、その役割はケアマネジャーから訪問看護師に移行していきました。「実用的家事介護支援」においては、対立関係にはありますが長女も近隣に住んでいることから、頻繁に顔を出し食事の世話をすることで家事の支援の一部を担っていました。主介護者の趣味は唯一猫をかわいがることですが、家族から特に文句を言われることはなく、自宅で介護していることから主介護者自身で癒しの時間を確保できていました。

　Aさんを取り巻く支援体制としては、ケアマネジャーが存在していたこと、介護に専念できる長男と医療職である次女が同居していたことや近隣に嫁いだ長女が食事の支援を行うことができる環境下にあり、対立関係はあるものの社会や家族内での孤立はなく、ソーシャルサポート体制は獲得できていました。

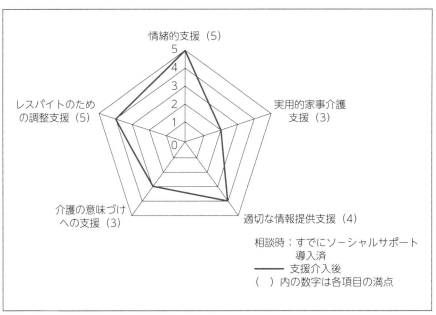

図3　ソーシャルサポートの評価

介入の実際

1 ◆ 個々の家族に対する援助

　主介護者である長男に対しては、まず話（実施した介護）を傾聴し介護を
ねぎらうことを常に心がけて実施しました。独語による夜間不眠に対し、
安定剤の服薬時間のタイミングを調整するにあたっては、長男が記載して
いるチェック表をもとにアドバイスをすることで、『看護が入るようにな
り、薬のタイミングを検討してもらい、夜間の独語が少なくなり、よく寝
るようになった』と言われています。また、排便コントロール、介護方法
の助言・指導を行うことや、介護時に力を入れて握ることでできる皮膚の
損傷等の処置を通し、長男にとって訪問看護師は身近な信頼できる専門職
として位置づけられました。

　同居している医療職の次女は、仕事中心で休みの日にAさんの介護に対
応しているようでした。いつもの介護と違うことがAさんに伝わるのか生
活リズムが狂い不穏状態が強くなる傾向がありました。訪問看護師が直接
会う機会はほとんどありませんでしたが、主介護者から次女の思いや介護
の状況を聞き、創傷処置や医療的処置に関しては、あえて次女にも評価し
てもらうようにお願いし、介護への参加状況を確認するようにしました。

近隣に住む長女は、主介護者である長男に対して虐待をしているのではないかという猜疑心があり、訪問看護が介入することで状況を見張ってほしい気持ちがありました。長男の献身的な介護の状況をありのまま伝え虐待がないことを長女にわかってもらえるように努めました。長女は長年通院していた病院のB医師と認知症専門医のC医師に対し絶大な信頼を寄せていて、どんなにAさんが動こうとしない時でも定期受診には欠かさず連れて行っていました。最期までB医師に見てもらいたいという思いがあり、在宅医への移行には反対の立場で、『もし急変して亡くなった時警察が入ることになってもかまわない。むしろその方がいい。弟が何をしているのか明るみになればいい』と言っていました。

　三人とも母親に対しては大切な存在であるという思いはあるものの、常に対立して言い争う状況において、訪問看護師としては中立的な立場で傾聴し、Aさんの体調や介護助言・指導を行うようにしました。

2 ◆ 家族の関係性に働きかける援助

　対立関係にある長女は、受診から戻ってきたらAさんを寝かせて薬を置いて、受診の内容や薬の説明もないまま帰ってしまい、それに対し長男は引き留めて確認することもしない状況でした。そのため訪問看護師は、長女と長男の間に入り、長女から受診の結果と薬の確認を行い長男に伝え一緒に整理を行うようしました。B医師には、心不全の症状に関して訪問看護師から直接連絡をして状況を報告し、指示を受ける等の連携はとれていましたが、C医師に関しては、薬の確認を行おうと連絡をしても家族以外には何も話せないということでまったく連携がとれない状況でした。

　また、長女と長男が言い争った後はしばらく長女が実家に来られなくなるようで、長女から訪問看護師の携帯（業務用）に連絡があり、長女の思いの傾聴と中立な立場でAさんの状況を伝えていました。

　兄弟それぞれ共通して母親にとっていちばんよいようにしたいという思いはあるようでしたが、いちばんよいと思うことがそれぞれ違い、他の兄弟の意見を否定するところから始まっている状況があるため、話が堂々巡りで進展しない状況でした。

3 ◆ 家族の社会性に働きかける援助

　信頼しているB医師は自宅から約1時間の距離があり、何かあっても訪問診療はできないと言われており、またC医師に関してはまったく連携がとれない状況では、今後の変化に対応することが困難であることから、在

宅医に切り替えることを提案しました。長男と次女は賛成しましたが、長女は相変わらずB医師に最期までみてもらいたいという思いが強くあり、在宅医への移行に関しては反対の立場でした。

　介護保険の更新の時期となり、サービス担当者会議に向けて、訪問看護師と担当ケアマネジャーが主治医であるB医師へ在宅医への移行の件を相談し、次回受診時にB医師から話をするように段取りを行いました。また、その日は長女だけでなく次女（医療的な決断の決定権は次女にある）も同行してもらうように話をすることを打ち合わせした上で、サービス担当者会議を開催しました。

　サービス担当者会議においては、在宅医への移行について今度の受診の際、主治医と相談してみてはどうかと提案し、「ぜひ次女さんも同席してください」と促すに留めました。

　そして、受診当日は次女も同行し、B医師より在宅医への移行を話してもらい、その場で次女より「その方がいいと思います」と承諾され、在宅医への移行ができました。

5　おわりに

　訪問看護師が在宅医へ移行した方がよいと考えた背景には、兄弟3人の共通認識として延命処置はしないということ、重度の認知症に加えADLの低下があり、乗り物への移乗が困難であること、慢性心不全もあり長距離の受診は身体的に負担があることがありました。

　延命処置はしないという共通認識はあったものの、それ以外では、長女と長男、長女と次女が対立関係にあり、それぞれが相手を否定する関係性ではありましたが、医療的な判断の権限が次女にあること、次女が在宅医に移行することに賛成であることが確認できたことが、解決の糸口となりました。

　家族間の力関係を理解し、訪問看護師がケアマネジャーと連携し主治医を含めて事前の段取りが行えたことで、家族間の対立がありながらも在宅医への移行が達成できたと考えます。

3 レビー小体型認知症の妻に 「つい手を上げてしまう」と悩む夫への支援

A市では、地域認知症支援の一環で、認知症コーディネーター（以下、コーディネーター）による「認知症何でも相談窓口」（以下、相談窓口）が開設されています。その中で、診断が必要なケースや介護サービスにつながっていないケースについては、コーディネーターが中心となって認知症サポート医や専門医、地域包括支援センターと連携して初期集中支援チームの役割を果たしています。

本事例は、レビー小体型認知症の妻を介護している男性介護者の事例で、日々出現する幻視や妄想への対応に苦慮し、「つい手を上げてしまった」と悩み、文字通り「藁をもすがる思い」で相談窓口を訪れました。在宅生活を行う認知症の人と家族介護者の社会的孤立は、虐待事例を増加させるため、在宅で生活する認知症高齢者のケアと同時に家族介護者へのケアも大変重要であると安武らが指摘しているように、本事例を通して、社会的孤立に直面した介護家族への有用なソーシャルサポートについて考察します。

1 事例紹介

Bさん（70歳代・女性）は、20XX年5月、認知症の専門医療機関でレビー小体型認知症（以下、DLB）と診断され、抗認知症薬が処方されていましたが、70歳代の夫に無理やり受診させられて、病人にさせられていると思い込んでいました。一人娘を28歳で病気で亡くしてからは夫と二人暮らしで、近隣に住む70歳代の弟を頼りにしています。Bさんは70歳になるまで、洋裁や保険の仕事をこなしていたそうです。夫も妻の弟夫婦に相談しながら介護を続けています。

2 支援者が困難を感じた点

1 ◆ 症状への対応がわからず混乱する夫

20XX年7月、DLBの診断から2カ月後、Bさんの主症状である幻視やカプグラ症候群[注3]、妄想に悩まされ、どう対応していいかわからず、混乱を極めていました。認知機能の変動により、かかわりやすい時とかかわりが難しい時があり、夫のストレスが増大し、「つい手を上げてしまった」という状態となっています。そのことで夫はさらに苦しみ、健康状態を悪くす

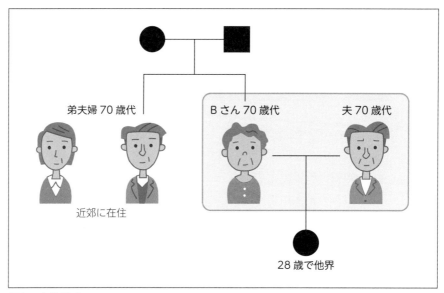

図1　家族構成

る恐れがあります。

2 ◆ 夫を支援する弟夫婦も対応に苦慮

　Bさんの混乱時、夫が対応に苦慮するたびに、弟夫婦が訪問し、姉であるBさんに対応していましたが、弟夫婦もまた、症状への対応に苦慮し、姉と義兄の関係性が悪化することや義兄が病気になるのではないかと心配していました。

　夫と弟夫婦の間のコミュニケーションは比較的うまくいっていました。弟と相談した上で、市の広報に掲載されていた相談窓口を訪れることになりました。

3　家族らが置かれていた状況

　Bさんの症状は、典型的なDLBの中核症状に加え、怒りや暴言等のBPSDが出現しており、症状の理解と症状に応じた介護方法の習得が必要となります。同時にそれまではBさんが切り盛りしてきた家事などを、主介護者である夫がしなくてはなりません。

　相談窓口には夫と弟の2人で来訪。夫は「とにかく困っている」「どうしていいかわからない」「どうにかなりそうです」と、表情は険しく、強い疲

注3）カプグラ症候群
　替え玉妄想とも呼ばれる。家族、恋人、親友などが、そっくりの替え玉として入れ替わってしまったという妄想的確信[1]。

労感を訴えました。弟は、「どう助けていいかがわからない」といい、困惑している表情でした。

＜困っている症状、状態＞

①幻覚が強く出ている。亡くなったはずの両親が出てきて、両親の分まで夕食をつくったりする。夫に対して夫と同じ顔だが、夫ではない、夫は別にいると言って、追い出そうとする。自分宛ての郵便物を開けようとすると、怒って取り上げ、重要な書類もどこにいったかわからなくなった。夜寝間着に着替えて休もうとすると、夫の寝間着を着ているのを怒り出し、脱がせようとしたり、家から追い出そうとする。一度は入浴後に追い出され、23時まで家に戻れなかった。

②午前中は状態がよく、記憶も保たれていて、これまでと変わらず家事や身の回りのことなど何でもできるが、午後から夕方にかけて対応困難となる。

③2カ月前にレビー小体型認知症の診断を受け、2週間に1回程度受診しているが、本人には全く自覚がなく、夫と弟が自分を病院に入れようとしていると思い込んでいる。

④夫は短気で、つい強い口調になり、飲酒をすることで、数回手を上げてしまった。

⑤夫が対処に困ると弟が呼ばれて訪問するが、興奮している時は、説明しても混乱するばかりで困っている。姉が興奮するたびに呼ばれるので負担感が強くなってきている。

　そこで、Zarit介護負担尺度日本語版（以下、介護負担尺度）にそって、家族支援の課題を掘り下げてみました。相談窓口に訪問時の介護負担尺度は24点、図2の通りです。

　特に、「1　本人の行動に対し、困ってしまうと思うことがありますか」「4　本人のそばにいると、気が休まらないと思いますか」「8　本人に対して、どうしていいかわからないと思うことがありますか」という項目が4点（いつも思う）という結果でしたが、これは、病気や症状の理解だけでなく、実際の介護に有用な具体的な介護方法を示していく必要があることを示しています。具体的かつ実際に活かせる介護方法は、一般論ではなく、Bさんの現状や家族の置かれている状況に応じたものでなければ意味がありません。また、「2　本人のそばにいると腹が立つことがありますか」という項目は3点（よく思う）でしたが、特に飲酒と関連すると、普段はがまんできる範囲であっても、つい手が出てしまうという状況になりかねないと思われます。しかし晩酌としての飲酒は、夫にとってストレス緩和に役立

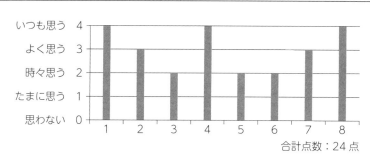

1. 本人の行動に対し、困ってしまうことがありますか？
2. 本人のそばにいると腹が立つことがありますか？
3. 介護があるので家族や友人とつきあいづらくなっていると思いますか？
4. 本人のそばにいると、気が休まらないと思いますか？
5. 介護があるので自分の社会参加の機会が減ったと思うことがありますか？
6. 本人が家にいるので、友達を自宅に呼びたくても呼べないと思ったことがありますか？
7. 介護を誰かにまかせてしまいたいと思うことがありますか？
8. 本人に対して、どうしていいかわからないと思うことがありますか？

図2　相談時のZarit介護負担尺度日本語版

つものとも言えます。適度にストレスを発散させていくためには、レスパイトの支援の調整が必要です。「7介護を誰かにまかせてしまいたいと思うことはありますか」という項目は3点（よく思う）でしたが、一方で夫は穏やかな表情で、Bさんが長年仕事に打ち込み、何事にも前向きで輝いていた時代を思い出され、娘が亡くなった後、2人で悲しみを乗り越えてきたように、妻とともに認知症という壁を乗り越えたいという気持ちも持たれているのではないかと思われます。妻とのよい関係を取り戻せるような支援が必要と考えました。

 介入の実際、介入後の変化

1 ◆ 個々の家族に対する支援～相談窓口での支援

　夫、弟に対して、病気や症状の理解のために、DLBの特徴や幻視への対応の仕方を、いくつかの状況に応じて、具体的に助言しました（表1）。
　これらの方法については、弟夫婦と共有し、実際にその日から試され、必ず上手くいくというものではないが、どう対応したらいいかわかっているので、気が楽になったとのことでした。妻の傍を上手く離れるタイミングも、だんだんつかめてきたとのこと、追い出される時も、Bさんの感情を刺激することなく、また車に万が一のための衣服や防寒対策をしておいたので、気軽に対応できたようです。どうしても上手くいかない時に、弟

表1 家族に助言した対応

困っている状況	具体的な対応
亡くなった両親に食事を準備する	そのことを否定せず、受けとめ、食事を多くつくっても、保存しておいて翌日食べる等、発想の転換をする
夫と同じ顔だが夫ではないと言って、追い出そうとする	いったんそばを離れたり、部屋から出る 興奮が強い時は、いったん外出し、20〜30分後、「これから帰るよ」と電話をかけて帰宅する。特に飲酒の後は、車内で休養をとるようにする。車の中に防寒対策用の毛布を備えておく
状態の良い時と悪い時がある	状態が悪い時は、認知機能が低下している時なので、あまり刺激せず、危険がない程度に見守る。良い時に、いい感情を持てるように散歩や買い物に一緒に出掛けたり、趣味を一緒に行う
近隣に住む弟としてのかかわり方がわからない	学んだ介護方法を試しても上手くいかない時に弟へ相談する 義兄と一緒に、家族の集いなどに参加し、認知症や介護方法を学ぶ

夫婦の力を借りるようにしたことで、弟夫婦にとっても、どんな時に、どこまでサポートすればよいのかわかり、負担感が軽減していきました。

2 ◆ 家族の関係性に働きかける支援

❶主治医(専門医)との情報共有、支援者間の共通理解

BさんはすでにDLBの診断を受け、抗認知症薬を服用していましたが、初診から2カ月の段階で、受診に対して拒否的で、夫と弟に病院へ入れられるという思い込みのために、警戒心が強く、主治医は家族から十分な情報を得ることができない状況でした。受診のたびにBさん自身も家族もストレスが大きくなっていましたが、主治医と相談窓口における家族の情報と助言や支援内容を共有し、予め伝えたいことをメモにしたり、地域包括支援センターから情報提供したりするなど、受診しやすくしました。主治医もより多くの情報を得ることで、状態に応じて薬剤を見直すことができました。

❷地域包括支援センターとの連携と介護サービスの導入

相談時の家族のストレスの程度から、緊急性が高いと判断し、すぐに地域包括支援センターと相談および助言内容を共有し、嫉妬妄想にならないように訪問のタイミングを検討し、介入を進めました。相談窓口での相談から約1カ月の間に、夫や弟夫婦は数回、地域包括支援センターを訪れています。コーディネーターや主治医、地域包括支援センターが相談内容や現状を十分共有した上で、介護サービスの調整を行い、デイサービス(認知症対応型通所介護事業)の利用の調整を図りました。週2〜3回の認知症デ

イの利用により、夫が休養する時間を確保できたことから、徐々に夫の介護負担が減少し、同時にB氏のBPSDが減少しました。

❸Bさんと夫とのコミュニケーションの改善

夫は、困った時に相談できる場として、デイサービスに気軽に相談するようになり、Bさんはデイサービスにおいて、笑顔が多くなり、積極的に活動されるようになりました。

サービス担当者会議において、夫とBさんの関係性の改善のために、デイサービスでの様子を伝え、在宅での様子を連絡ノートで共有することとしました。デイサービスでの妻の姿がかつて仕事で活躍していた時と同じような笑顔であることを喜ばれ、夫の介護に余裕がみられるようになり、その結果、Bさんは在宅においても、気分の上下が少なくなり、状態が安定しました。また、Bさんから夫へ感謝の言葉を表す場面も出てきて、以前のように夫とBさんが心穏やかに過ごす時間が増え、関係性の維持を図ることにつながりました。

3 ◆ 家族を含む地域社会に働きかける支援 ～認知症の介護家族の集い、DLBカフェの活用

認知症デイサービスの利用と同時に、介護家族の集いやDLBカフェ（レビー小体型認知症の本人・家族・支援者の交流会）への参加を勧めました。夫は弟とともに参加し、特にDLBカフェでは、専門医からのレクチャーや同じDLBの介護家族同士の交流により、自分自身の体験を話し、共感してもらい、介護を褒めてもらうという機会を重ねていくうちに、次第に、自分の体験を通して他の介護家族へ助言したり、介護は本人の行動を無理に止めたりせずに、そのまま受け止めることが大事であると、表現することが増え、他の介護家族が励まされたり、介護方法のヒントを得ることができました。

4 ◆ 介入後の在宅認知症高齢者家族のソーシャルサポート

認知症診断後の家族の体験によると、認知症診断後、「思い通りにならない介護に困惑する」「自分の存在する意味を喪失することに対する恐れ」を抱きます。本事例では、相談窓口を通して専門職とつながり、介入できたことで、家族は「介護方法を模索する」「認知症介護に向き合う」ようになりました。それらのプロセスに欠かせないことがソーシャルサポートです。図3は、介入後の在宅認知症高齢者家族のソーシャルサポートを表しています。ソーシャルサポートを獲得したことで、「情愛を深める」ことができ、

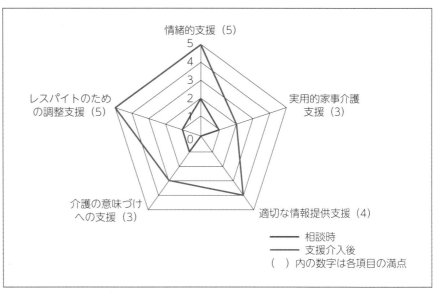

図3　ソーシャルサポートの評価

さらには妻の認知症の進行に伴い、自分自身の役割を模索し、「内省を通して自分の感情を再構築する」ことにつながっていきました。これらのソーシャルサポートを可能にするためには、社会資源の活用だけでなく、家族間の関係性の保持、介護家族の心身の健康面への配慮が重要だと考えます。

5 おわりに

認知症の人を介護する家族が「藁をもすがる思い」で、市の窓口や地域包括支援センターに駆け込むケースは未だに少なくありません。この時点の現状分析・アセスメントが重要なのは言うまでもありませんが、助言内容が一方的な認知症の理解と家族のかかわり方の重要性を説明したり、冊子などを用いた一般論として提供されることもしばしば見受けられます。

家族の状況に応じた具体的かつ実践的な助言をすることで、まず有用な介護方法があるということ、できることもあるということを家族が経験することは重要だと考えます。その上で、多職種による情報連携を軸にした介護サービスの調整や社会資源の活用を進め、本人と家族の関係性の改善・維持を図っていかなくてはなりません。今回、特に有用だったのは、具体的な家族のかかわり方、介護方法を役割も含めて助言したこと、またDLBカフェという社会資源の活用、デイサービスにおける本人および家族への働きかけでした。

◆引用文献

1) 日本認知症ケア学会認知症ケア用語辞典編纂委員会（2016）：認知症ケア用語辞典，p.50，ワールドプランニング．

4 周辺症状により隣人へ被害妄想を訴える Aさんと関係が希薄になった娘への支援

　新オレンジプランの下で全市町村への設置が掲げられた認知症初期集中支援チーム[注4]（以下、チーム）は、認知症が疑われる人または認知症の人やその家族を訪問し、アセスメント、家族支援などの初期の支援を包括的・集中的に行い自立生活のサポートを行うものとされています。

　チームが支援を行う際、同居の有無にかかわらず認知症の人の支援の方向性を検討し、医療や介護につなぐ際の意思決定にかかわる重要な存在として、家族とのかかわりも重要視しています。しかし、認知症の症状が進行し日常生活のトラブルが頻発することで、認知症の人を身近で支える家族介護者が、身体的・精神的に疲弊し社会的に孤立し支援への協力がうまく進まないケースもあります。今回チームが、BPSDにより隣人へ被害妄想を訴えるAさんと介護で疲弊しAさんとの関係が希薄になった長女へ介入を行った事例を振り返り、家族介護者への支援について考えます。

1 事例紹介

　Aさん（80歳代）は、10年前に夫を亡くし現在は1人暮らしをしています。3年前までは長女夫婦と同居していましたが、長女の夫の仕事の関係で生活スタイルがAさんと合わず話し合いの末、別居することになりました。その際、長女も母親であるAさんの今後の生活に不安があったため、地域包括支援センター相談し介護保険の申請を行い、要介護1の認定を受け、介護保険サービスにて週に2回のヘルパーサービス（掃除・買い物）を利用しています。また、月に数回は長女がAさんの自宅を訪問し様子を見ていました。サービスの利用もあり、一人での生活には特に支障はなく、持病もないため、風邪などの体調不良の時にかかりつけ医へ受診する程度でAさん自身も健康には自信をもっている様子でした。

　しかし、1年位前から長女が週末に訪問すると「自分のことを病人扱いして！」「用もないのにうちに入ってきて」と自宅への訪問を快く思っていない様子が見られるようになってきました。長女はAさんと少し距離を置き、自宅への訪問も控えるようになりました。その後、今まで挨拶を交わ

注4）**認知症初期集中支援チーム**
　複数の専門職が家族の訴え等により認知症が疑われる人や認知症の人およびその家族を訪問し、アセスメント、家族支援などの初期の支援を包括的・集中的に行い、自立生活のサポートを行うチームをいう。

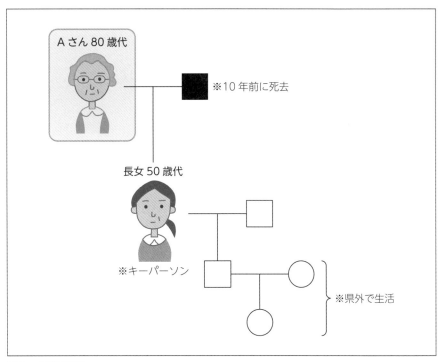

図1　家族構成

し何のトラブルもなかった隣人に対し、「家の周りに薬品を撒かれている」「自分の悪口を周りの人に言いふらしている」「台所に置いていた飲み物を盗まれた」と言って、隣人宅の窓を叩いたり、隣人宅の敷地へ侵入したりするなどの言動をするようになりました。隣人からの通報で警察が介入した際には、長女へ連絡がありましたが、Aさんとの関係がよくないことを理由に、警察にはあまりかかわり合いたくないと話しました。今後の対応について、ケアマネジャーがかかりつけ医に相談し、一度専門医受診も視野に入れて検討するように長女へ提案がありましたが、警察からの連絡以降、長女はさらにAさんへの支援に消極的な状態になりました。また、Aさん自身も健康には何も問題がないため、医療機関への受診について必要はないと思っている状況でした。

　その後も事態は変わることなく隣人への被害妄想は続き、警察が介入するということを繰り返す中で、Aさんの関係者（家族や親族）から謝罪などのかかわりがないことや事態が改善しないことに隣人が不満を募らせ、近所の民生委員の方へ相談されました。その後、民生委員の方が地域包括支援センターへ「隣人を助けて欲しい」と話され、Aさんについてのケア会議を行う運びとなりました。地域包括支援センターより、チームにも会議

に参加してもらい、Aさんの支援についてアドバイスをして欲しいということでチームが介入することになりました。

2 家族らが置かれていた状況

1 ◆ Aさんの状況
- 夫が他界し、その後長女夫婦と同居するも別居することとなり、環境の変化による寂しさや不安など心理的に不安定な状態を招いていたおそれ
- 周辺症状により隣人への被害妄想があることから、日常生活の中で常に不安や恐怖を感じていた
- 認知機能の低下によるBPSDにより、主介護者である長女との関係性も希薄となり十分な支援が得られない状態であった
- 介護保険サービスの利用によりフォーマルケアは整っていたと考えられるが、家族や近隣との交わりなどから得られるインフォーマルケアが十分ではなかったおそれ
- ヘルパーサービスの拒否はなく、ケアマネジャーへ隣人とのトラブルについても話ができており、第三者に対する受け入れは良好であった

2 ◆ 長女の身体的・精神的・社会的影響
- Aさんから思いもしないことを言われたり、拒否をされたりすることにより親子間の関係性が悪化。母親へかかわることに対し精神的なストレスを感じるようになっていた
- 隣人とのトラブルにより警察などへの対応が必要になり、身体的・精神的な疲労を感じている
- 長女自身の家族に迷惑をかけていないかという不安と、今後迷惑をかけるかもしれないという不安がある
- Aさんの隣人とのトラブルによる対応がいつまで続くのか、自分の生活スタイルに変化をきたすかもしれないという不安がある

3 ◆ 長女の対応能力と対応状況
- 1年前からAさんとの関係性が希薄になり、コミュニケーションが取りづらくなったことで長女が距離を置くようになり、家族としての役割を果たしづらくなっている
- Aさんの親族からの支援は望めず（死去もしくは高齢のため）、長女が主介護者となるが、疎遠になっているため、長女がAさんの現状を十分に

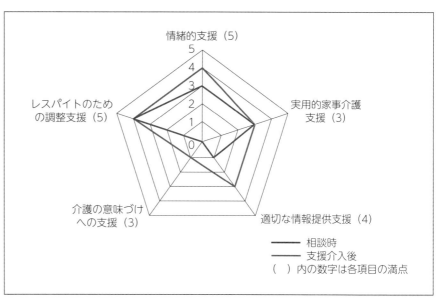

図2　ソーシャルサポートの評価（長女の状況）

　把握できていないことが考えられる
●Aさんの被害妄想の訴えや、隣人とのトラブルによって警察の介入もあり、家族（主介護者）としての責任を感じ、精神的負担を抱えている
●長女の精神的負担から、Aさんの置かれている状況や思い（不安や寂しさ）に冷静に向き合えていないのではないか

　上述の状況から、Aさんの支援を行ううえで、ケアマネジャーが両者へ積極的にかかわりづらくなっている状況が考えられました。また一方で、隣人とのトラブルが継続し、事態の解決が見出せない中で、隣人の精神的負担感も増し、早急な対応が必要な状況であるため、チームによる介入の必要が生じていました。

1 ◆ 個別ケア会議への参加と会議で検討された
Aさんの支援の方向性

　ケア会議には、Aさんとトラブルになっている隣人、民生委員、地域包括支援センター担当者、ケアマネジャー、介護保険サービスを提供しているヘルパー、チーム員が参加しました。地域包括支援センターの担当者より、長女にも会議の案内をしましたが、「仕事の都合で参加はできない」と断られたそうです。会議の中では、まず参加者からこれまでのAさんへのかかわりの様子などの報告がなされ、かかりつけ医からの指示でもある専門医受診の検討中であることなど、現状について共有を行いました。隣人は、「毎日不安な中で生活をしているので、早くAさんの対応をどうにかして欲しい」と切実な思いを訴え、民生委員からも同じような訴えがありました。また、「どうして家族は何も協力しないのか」「以前は一緒に住んでいたはずなのに、他人事のように振舞っておかしい。どう思っているのか」とケアマネジャーへ問いかける場面もありました。地域包括支援センターの担当者やケアマネジャーからは、長女へも連絡を取っているが、なかなか応じてもらえない現状が伝えられました。そこで、隣人の精神的負担が少しでも軽減できるよう、Aさんの今後の支援については、専門医受診を勧める方向で話を進めていきました。加えて、Aさんが健康な状態でないことも考えられ、それによって隣人とのトラブルを招くような言動がみられている可能性や、日常生活の中で不安や恐怖感を抱いている可能性があることを説明し、そのために隣人の方も含めて支援者が協力してかかわっていくことを説明しました。ただし、専門医受診については、本人への働きかけと、家族の意向確認および協力が必要であるため、関係者間で役割分担を行い進めていくことと、専門医受診の促し方について下記に示す通りチームから提案を行いました。

2 ◆ 個々の家族へのアプローチ（健康の確保と情緒の安定を図る）

　今回は、チーム員が長女の自宅へ訪問し、Aさんの現状と今後の支援について説明を行いました。説明の際には、家族だからといって長女にAさんの支援を全面的に行って欲しいとお願いにきたわけではないことを強調し、まずは長女の思いをしっかり聞くことを優先しました。また、チーム、ケアマネジャー、地域包括支援センター、民生委員などAさんの支援者は

多数おり、同様に家族に対しての支援者であることも伝えました。すると、長女より、自分の家族の都合で母親と別居することになり申し訳ない気持ちがあったため、できる限りの支援は行うつもりだったが、Aさんの言動により家族関係が悪化し、自分でもどう向き合ってよいかわからなかった。また、隣人に対しても迷惑をかけて申し訳ないと思っているが、Aさん同様責められることがわかっていたから積極的にかかわることが怖くてできなかったことを打ち明けられました。そこで、隣人に対しては長女の思いをチームから伝えることを話すと、「近いうちに隣人へ直接謝罪を行います」とのことでした。今回はチームが長女に積極的にかかわり、長女の思いを傾聴し、受け止めることで、「自分一人で担わなくてもよい」「困った時には相談してもよい」ことがわかり、情緒的な安定につながり、今後のAさんの支援について冷静に考えることができるようになったと考えられます。

3 ◆ 家族全体へのアプローチ（役割分担の調整を助け意思決定を促す）

　家族が介護などの健康問題に対応する場合、対応能力には家族成員間の情緒関係が大きく影響します。家族のセルフケア機能が十分に発揮できるためにも家族の情緒的な関係性を図っていく支援が重要です。その際、情緒的交流を促進するばかりの支援ではなく適度な距離感を保てるよう調整することが必要な場合もあります。

　今回のケースの場合、1年前からAさんの言動により長女が距離を置くようになりましたが、一方で「家族なのに何もできなくて申し訳ない」という思いをずっと抱えていたことが長女から話を聞く中でわかりました。隣人とのトラブルをきっかけにケアマネジャー、地域包括支援センター、警察などからかかわりを求められる一方で、Aさんとの希薄な関係性にどう対応したらよいのか葛藤し、その結果Aさんとは積極的にかかわりをもたず、家族としての役割を見失っていたとも考えられます。Aさんの専門医受診については、長女も希望していたものの、どうしてよいのかわからないと話したため、家族からの受診の促しは多くのケースで失敗することが多いことを説明しました。加えて、家族がすべてを担う必要はないことを伝え、長女へ安心感を与えました。そのうえで家族として最低限支援して欲しいこと（Aさんの治療や支援を進めていく上での同意や決定、関係者との話し合いの場への参加）を提案し、ケアマネジャーの協力を得て専門医受診を進めていくことをチームより説明しました。その後、ケアマネジャーの促しにより専門医受診は無事に進み、アルツハイマー型認知症の診断が

表1　各職種の役割分担

支援の内容	担当者
Aさんの専門医受診への働きかけおよび受診同行 ⇒第三者への拒否がないことと、介護保険サービスの利用はAさんも望んでいることから「介護保険サービスの利用継続のために専門医の診察が必要」との理由を説明し受診を促す。	ケアマネジャー
長女への働きかけ ⇒Aさんの専門医受診に対する意向確認と今後の支援について ⇒隣人への対応について	認知症初期集中支援チーム
隣人への支援（相談支援と民生委員との連携）	地域包括支援センター担当者

なされました。診断後は、長女もAさんの言動に少しずつ理解を示すようになり、ケアマネジャーとの連絡をこまめに取りながら、訪問看護も加えたサービスの継続がなされています。

4 ◆ 地域社会も含めたアプローチ
（専門医への受診調整と隣人との関係調整）

　隣人とのトラブルが継続し、かかりつけ医からは専門医受診の必要性について助言があったものの、長女へのかかわり方や本人への受診の促し方がわからないなど事態の解決が見出せない中で、隣人の精神的負担も増し、早急な対応が必要な状況でした。地域包括支援センターにより個別ケア会議が開催されたことで、関係者間で支援の方向性について共通認識がもて、専門医受診の具体的な方法についても話し合いの中で共有できたと考えます。また、Aさんと長女の関係性が悪い中でケアマネジャーが両者へかかわりをもつことに行き詰まりを感じていたため、第三者であるチームが介入し、下記の表1の通り役割分担を行うことで支援者の役割が明確になり、対象者に積極的にかかわることができると考えます。

 おわりに

　この事例では、Aさんと支援者の一員でもある「長女」「近隣住民」との関係性が良好ではなく、Aさん自身の心の安定も図れずトラブルが継続していました。Aさん自身は医療機関へ受診の必要性を感じていない状況で、本人の不安を煽ることなく専門医受診へつなげ、その後の生活を整えていくためには、長女の理解や支援も重要と考えられます。しかし、Aさんとの関係性が希薄になったり、隣人とのトラブルが続いたりする中、「介護

の意味づけへの支援」が十分ではない状況で、長女は関係者と距離を置き積極的なかかわりができない状況でした。そこで支援者の役割分担を行い、チームとしては長女へのかかわりを主に家族支援を行うことでAさんの専門医受診につなげることができました。チームの役割は、認知症の人に対する早期の診断と適切な医療・介護等を受けられるための体制構築とされていますが、この体制構築を行う上で家族支援が重要な要であることをこの事例を通して改めて考えることができました。

◆参考文献
・安武　綾（2016）：在宅で生活する認知症高齢者家族のソーシャルサポート尺度の開発．聖路加国際大学大学院博士論文．
・安武　綾（2013）：認知症の人の家族の体験の特徴と支援のあり方．家族看護21．p.20-27．
・認知症介護研究・研修仙台センター（2018）：専門職のための認知症の本人と家族が共に生きることを支える手引き．
・厚生労働省：認知症施策推進総合戦略（新オレンジプラン）～認知症高齢者等にやさしい地域づくりに向けて～
　https://www.mhlw.go.jp/stf/houdou/0000072246.html（2020/4/13アクセス）
・国立長寿医療研究センター（2016）：認知症初期集中支援チーム員研修テキスト．
・認知症ケア学会（2016）：認知症ケア標準テキスト改訂5版．認知症ケアにおける社会資源

5 家族のソーシャルサポートの受け入れを支援し再調整を行って介護疲労を軽減した例

本事例では、レビー小体型認知症と診断された後、早い時期からソーシャルサポートが導入されていましたが、本人がサービスの利用を拒否したことにより、ソーシャルサポートを上手く導入できていませんでした。しかし、入院をきっかけに家族の介護疲労をキャッチすることができ、ソーシャルサポートの導入を再度検討することができました。早期の導入は必要ですが、家族の受容過程を支援した上で、ソーシャルサポートを導入することが必要であった事例を振り返り、支援について考察します。

1 事例紹介

Aさん（女性74歳）は、レビー小体型認知症であり、大学病院の脳神経内科に通院しています。同居家族は3人。夫（80歳）は高血圧症で近医に通院中です。長女（49歳　会社員）は、大企業に勤務していますが、週末はAさんの介護を手伝っています。しかし、仕事が多忙になるとストレスが増強するためか苛立ち、Aさんに強い口調で接することがありました。長男（46歳　会社員）は、結婚をして近隣市に在住。妻とは共働きであり、未成年の子どもが3人います。

10年前に、歩行が緩慢になり転倒することが増えたため、近医の整形外科を受診し、加齢による関節の変形によるものと診断され、経過観察とリハビリテーションのために通院していました。8年前、病院から自宅までの道のりがわからなくなり、隣人に付き添われて帰宅することが頻回にみられました。隣人に対して「あの人は私の財布を狙って、私の後をついてきた」と夫に話し、食事時には「私のご飯の上に虫をふりかけないで」といった幻覚が出現するようになりました。そこで、長女に付き添われ近医の内科を受診し、精密検査を受けることを勧められ脳神経内科を受診しました。結果、レビー小体型認知症と診断され、内服治療をしながら経過観察をしていました。今回、食事がうまく摂取できなくなり、誤嚥性肺炎を発症したため入院となりました。入院中は、同室の患者に「あの人が私のお茶に虫を入れた」と大声で叫び、ベッドから降りようとする姿がみられました。医師や病棟の看護師より、退院後の在宅療養を継続するためにはソーシャルサポートの検討が必要であると筆者へ退院調整の依頼がありま

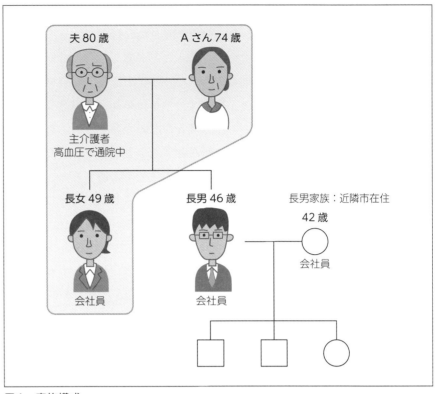

図1　家族構成

した。

支援者が困難を感じた点

1 ◆ 以前サービスを導入していたことがあるが拒否をしている

整形外科に通院している時に介護保険の申請を勧められ、要支援1を認定されていましたが、サービスは利用していませんでした。レビー小体型認知症と診断された時、大学病院の主治医より介護保険の区分変更を勧められ、申請の結果、要介護2と認定されました。ケアマネジャーより、サービスの利用を勧められ、デイサービスを数回利用しましたが、本人が通所を拒んだため中止となりました。その後は家族で介護をすることがよい方法であるという夫の意見により、サービスの利用はしておらず、ケアマネジャーとのかかわりも消極的でした。

2 ◆ 介護をする夫・長女ともに疲労している

　夫はＡさんの介護を献身的に行っていますが、最近は腰痛が悪化し、夫自身が日常生活を送ることが難しくなっていました。しかし、自宅に知らない人が来るとＡさんの症状が悪化するのでサービスは利用しないと決めていました。長女は、平日は早朝から出勤し夜遅くに帰宅をする生活をしていますが、休日はＡさんの介護を行っており、疲労からかＡさんの言動に対してすぐに怒り苛立ちを見せていました。長女が苛立つ時には、夫が介護を代わり、また夫の疲労が蓄積するという悪循環を繰り返していました。自宅内は物であふれている状況であり、Ａさんが転倒して受診をすることも数回ありました。入院中、夫は毎日、長女は週末に面会に来ていましたが、2人ともに疲れがたまっているような印象を受けました。医師や看護師は、このまま自宅退院をしたとしても、夫や長女の疲労がたまっていくだけで、Ａさんのケアは滞ると考えました。

 ## 3　家族らが置かれていた状況

1 ◆ 家族の置かれている状況

　入院前のＡさんは、レビー小体型認知症（認知症高齢者の日常生活自立度判定2度）、要介護2の認定であり、会話はできますがＡさん自身の意思表示ができているのか不明なこともありました。日中は、「玄関先に誰か立っている」と話し、現実であるのか確認ができないことを度々話していました。夜になると、押し入れに向かって「赤い服を着た人が立っている」「部屋の中で虫がたくさん飛んでいる」などと大声で叫んでいました。入院後は、自分からの会話は少ないが声をかけるとうなずきながら「そうだね」「うん」などと返答をしていますが、Ａさん自身の意思表示であるのかは不明でした。

　主介護者の夫は、高齢ですが献身的にＡさんを介護していました。夫は、Ａさんが現在のような状況になったのは自分の行動が招いたことであり、Ａさんの介護はすべて自分がしなければならないと思っています。夫は大企業を定年退職しており、地元でも有名な資産家で経済的余裕のある家庭でした。夫は老後のためにと退職金を投資にあてたのですが、失敗して退職金や貯金を失いました。現在は夫婦の年金と長女の収入で生計を立てています。多くの資産を失った時期とＡさんがレビー小体型認知症を発症した時期が重なるため、夫は自分がＡさんを精神的に追い込んだために現在のような症状になったと思っており、Ａさんと長女に負い目を感じている

状況でした。夫にとってAさんは、誰もが羨む「すてきな奥様」としての印象が強く、現在のAさんの姿を他人に見られたくないという思いもありました。

　長女は、Aさんの変化を感じつつも日常生活を取り戻すことで、症状は改善すると考えていました。「病院にいると、刺激がない環境で過ごすので症状が進む」「病院では危ないからといわれ身体抑制をされるので、ますます動けなくなる。先生や看護師さん達はよくみてくれているけれど、この環境はよくないので早く家に連れて帰りたい」と話しています。長女は受診の付き添いも行っていますが、最近は仕事が忙しく付き添ってはいませんでした。

　長男は、近隣市に住んでおり、時々様子を見に来ますが、Aさんのことは夫と長女に任せている状況です。今後Aさんの症状が進行しても、長男宅に引き取る意思がないため、自宅での介護よりも施設に入所させたいと思っています。長男はAさん夫婦の資産が失われていることを知らないため、高額な有料老人ホームを提案しています。長男にとっては、Aさんは自慢の母であったため、孫達のためにも自慢の祖母であってほしいと思っており、施設での充実したケアにより何とかAさんらしい姿を取り戻してほしいと考えていました。

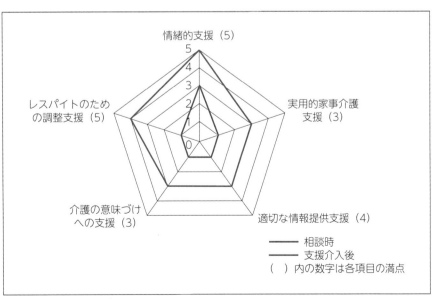

図2　ソーシャルサポートの評価

2 ◆ ソーシャルサポートの現状

　担当のケアマネジャーとのかかわりは希薄（脆弱）であり、家族にとって「気がねなく相談できる」存在ではありませんでした。夫や長女の話を共感的に聴いてくれる存在がおらず、家族内のコミュニケーションも円滑に図れないため介護について労われない状況でした。日々症状が進行しているＡさんからの感謝もなく、「介護へ意味づけへの支援」もないため、疲弊していく生活を送っていたと考えられます。レビー小体型認知症と診断された時には、デイサービスをはじめとしたソーシャルサポートについての情報が提供されていましたが、その後は「適切な情報提供支援」は受けていません。夫は介護のみの生活であり、長女は会社と自宅の往復をする生活と休日は受診の付き添いと介護に追われていたため、長女は自分の存在について疑問に思う日々を送っていました。今後は、自宅で家事や介護を手伝ってくれる「実用的家事介護支援」を充実させるための訪問介護や、医療的な視点をもつ訪問看護の導入が必要です。また、自宅での生活だけでなく、家族が休息をとれストレスが軽減できるデイサービスやショートスティを取り入れるなどの「レスパイトのための調整」を行うことも必要です。入院前のＡさんを取り巻く支援体制は、ケアマネジャーは存在していましたが、夫と長女が中心の介護でありソーシャルサポート体制は獲得できていませんでした。

4 介入の実際

1 ◆ 個々の家族に対する援助

　主介護者である夫に対しては、これまでの介護について労いながら夫の気持ちを傾聴しました。夫はＡさんの疾患に対して自責の念をもち続けていたため、医師より疾患について説明し理解を促しました。レビー小体型認知症と診断された時に、Ａさんがデイサービスを拒んだことがきっかけで家族のみで介護をしてきましたが、その間に症状が進行し家族の介護量は増えていることに気づかずに過ごしていました。そのため、介護のみの生活となり夫を疲労させ孤立させていたと思われます。夫にソーシャルサポートの利用を提案すると、世間体もあるため利用することに躊躇していましたが、Ａさんに苦痛なく生活をしてほしいという思いと現在の生活に限界を感じていたこともあり、退院後はソーシャルサポートの導入を希望しています。

　長女に対しては、Ａさんに対する思いを中心に傾聴しながら今後の介護

について検討をしました。長女は、入院をきっかけにＡさんの症状が進行していることを再認識しました。診断を受けた時から「このように症状が進行すること」は覚悟していましたが、これまでの症状の進行は比較的ゆっくりであったため、母であるＡさんの現状を認めたくない気持ちをもちながら生活していました。仕事をしながらＡさんに必要な介護を行っていましたが、Ａさんの介護にストレスを感じ自身が苛立つことに対して自覚をもっており、介護生活に限界を感じていました。入院をきっかけに現状を捉え、今後の介護生活について検討することで、面会時にはＡさんに対して笑顔で接することができるようになっていました。

　長男に対しては、医師からの症状説明に同席を促し、今後の生活について夫との話し合いを促しました。Ａさんの今後の症状について理解を促しました。

2 ◆ 家族間の関係性に働きかける援助

　夫と長女は、自宅での介護の役割分担について検討し、これまでのようにすべて家族で行うのではなく、ソーシャルサポートを活用することで介護負担が軽減できることを話し合いました。また、主介護者は夫ですが、長女の仕事が多忙である時にはすべて夫が役割を担うのではなく、積極的にサービスを活用する、援助を求めるということを話し合いました。夫や長女は、経済的問題について長男に話すきっかけがなく経過していましたが、入院中に医師からの症状説明に同席をしたことで、長男の思いも理解し、Ａさんの現在の状況を家族成員間で共有した話し合いをしました。その結果、しばらくは自宅でソーシャルサポートを最大限に活用して生活をすることを家族内で合意しました。また、長男夫婦の支援を受け自宅内の不要品を整理し、生活環境を整えました。今後Ａさんの症状が進行した時のことを考慮し、自宅での介護に限界を感じた時には施設に入所できるように現時点から経済的に可能な施設を探していくことを話し合い、長男が担当をすることになりました。

3 ◆ 家族の社会性に働きかける援助

　入院をきっかけに、希薄な関係性であったケアマネジャーとともにソーシャルサポートの見直しをしました。退院前のカンファレンスは、夫と長女だけではなく長男夫婦にも参加を促して話し合いました。自宅での生活については、Ａさんと家族の生活を再構築するために訪問介護を利用し、医療的な視点や看護については訪問看護を導入しました。訪問入浴はＡさ

んの症状が安定している時は対応できますが、症状が不安定な時には介護者の人数が必要です。そのため安全面を配慮して訪問入浴は利用せずに、デイサービスやショートステイなどの施設を利用することになりました。退院後の状況は、デイサービスやショートステイに出かける時は、Aさんが拒否する時があるため、夫のみではなくしばらくは訪問介護の支援を受けながら利用しています。地域のソーシャルサポートを上手く利用することで、Aさんの身体的・精神的な管理ができています。また、Aさんの介護が安定してできることにより、夫の腰痛は軽減し長女の苛立ちは少なくなり表情は穏和になり、夫や長女自身が時間的にも精神的にも余裕のある生活を取り戻しつつあります。デイサービスの再開、ショートステイ、訪問看護や訪問介護を利用することで、家族の介護疲労は軽減されつつあります。夫は自分の投資の失敗経験とAさんの疾患の発症という負い目から救われ、長女は仕事中も精神的に安定した状態で出勤をすることができるようになっています。また、長女は休日のすべてを介護に使うことが娘としての役割だという思いから、家族成員も休息をとることが必要であると思いに変化していきました。

5 おわりに

　早期のソーシャルサポートの導入は必要ですが、上手く導入ができなかった後には、見直すきっかけを失い、家族の介護疲労が蓄積されることがあります。ソーシャルサポートを上手く導入できない要因はさまざまありますが、本事例ではAさん自身がサービスを拒否したことだけではなく、家族の思いや経済的要因も含まれていました。家族全体の思いや状況を理解した上でソーシャルサポートの導入を検討することが必要であると考えます。

6 地域の人々とのかかわりがなくなった「認認世帯」が自宅で暮らす限界を考える

　本事例は、夫は認知症高齢者の日常生活自立度判定（認知症判定）Ⅲa・妻は認知症判定Ⅱaの夫婦の二人暮らしで、いわゆる“認認（老老）”世帯です。これまで地域の役員もつとめ、地域のサロンに夫婦で参加し中心的な存在で活動していましたが、認知症の進行とともに地域での活動が困難になり、次第に地域の人々とのかかわりもなくなり、介護サービスを利用するようになりました。しかし介護サービスの拒否、徘徊や高額な買い物等の行動が出始め、さらに自宅で小火騒ぎを起こしたことがきっかけで施設に入所した事例です。認認（老老）世帯が自宅で暮らす限界について在宅支援者はどのように判断すればよいのか判断に困った事例です。筆者は、同法人で運営する、居宅介護支援事業所、訪問看護ステーションおよびデイサービスを統括する立場でかかわりました。また夫婦が元気なころから通っていた地域のサロンを支援する立場でもありました。

1 事例紹介

　夫のAさん（80歳代）は、アルツハイマー型認知症と特発性正常圧水頭症あり認知症判定はⅢaです。妻のBさん（70歳代・女性）もアルツハイマー型認知症があり、認知症判定はⅡaで、物忘れがありますが、夫の世話をしながら夫婦二人暮らしをしています。長女は同市内に在住していますが、仕事が忙しく週に1回様子を見に来て一緒に夕食を食べるようにしており、必要な手続き等は長女の夫も協力的に対応しています。県外在住の長男は数年に1回帰省する程度で、介護に関してはほとんど支援がなく、状況もきちんと把握はできていません。

　200X年民生委員より、「地域の行事に来なかったり場所を間違えて違うところに行ったりして心配している」と、地域包括支援センターに相談がありました。同じ時期に、出かけて自宅に戻れなくなり、高速道路内に進入して歩いているところを発見されたことを機に、家族も心配になり地域包括支援センターに相談に行きました。介護保険の申請をしたところ、夫婦ともに要介護1と認定されました。要介護認定のため地域包括支援センターより、日頃から地域のサロン等でかかわっていた居宅介護支援事業所のケアマネジャーに担当の依頼がありました。本人・家族と相談し、デイ

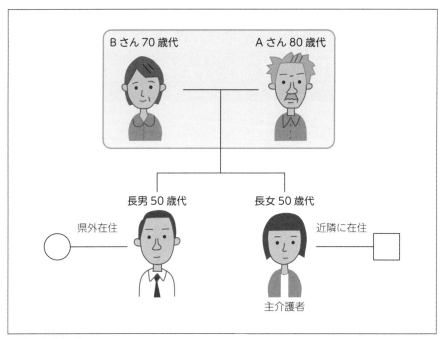

図1 家族構成

サービスを週3回利用するようになりましたが、薬がほとんど飲めていないことがわかり、1カ月後、服薬管理を目的に訪問看護が開始されました。

2 支援者が困難を感じた点

1 ◆ 夫のAさんのサービスに対する拒否が強い

デイサービスの利用日を忘れ散歩に出かけてしまう、デイスタッフが自宅に迎えに行くと「行かない」と拒否をする、尿臭が強く入浴に誘っても「家で入るからいい」と断わり何度も誘うと声を荒げ拒否をする等、サービスに対する拒否が強く見受けられました。

また、デイサービスが始まったことで、送迎時に服薬の確認を行うと服薬ができていないことがわかりました。

2 ◆ 認知症の進行に伴い徘徊、高額な買い物などの問題行動が発生している

夫のAさんは散歩や散髪に出かけると家に戻れなくなり、家族が警察に捜索願を出し、保護されて帰宅したにもかかわらず、妻のBさんも認知症があるため、出て行ったことも警察が保護して帰宅したことも覚えていな

い状況でした。

また、知らないうちに口座から引き落としがされている、保険会社の販売員が2名で訪問し、本人の理解がないまま保険の更新をしようとする（させられていた？）、着払いで高額な買い物をしていることも記憶になく、不在連絡票が入っていた等、家族の知らない間に財産に関与する問題が発生していました。

3 家族らが置かれていた状況

1 ◆ 家族の置かれている状況

Aさんは、地域の役員もつとめるなど、これまで地域に貢献していました。プライドが高く頑固な一面もありますが、夫婦仲はよく地域のサロンにはそろって参加し、毎日2人で1時間の散歩をしていました。

妻のBさんは、常にニコニコ笑って夫の世話をしていて、誰とでも気さくに話をする明るい方です。

長女は、夫と子どもの3人で同市内に在住していますが、仕事をしているため毎日様子を見に来ることは困難な状況です。しかし、毎週水曜日は一緒にご飯を食べるように決めており実行しています。また、夫も協力的です。

長男は、県外に在住しており、兄弟間で普段の状況をこまめにやりとり

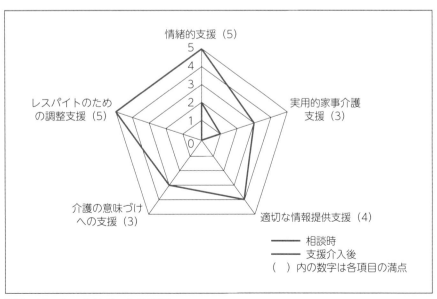

図2　ソーシャルサポートの評価

をしている状況ではなく、元気なころの両親イメージが強く現状は理解できていません。

2 ◆ ソーシャルサポートの現状

　担当ケアマネジャーは、地域のサロンの担当者でもあったことから、Aさん夫婦とは顔見知りの関係ということもあり、家族とも密に連絡を取ることで「気がねなく相談できる」存在であり、また「適切な情報提供」を行う役割として存在していました。「実用的な家事援助」については、週1回は長女の家族が来て食事をともにし、また片づけをするなど家族の支援があるものの、それ以外はBさんが家事を行っていました。ケアマネジャーは、子どもを抱え仕事をしながらも週1回は必ず夕食をともにする長女家族に対しねぎらい、長女の夫の協力的な対応に対しねぎらいの言葉をかけるなど「介護への意味づけへの支援」を行うとともに、Aさん夫婦の状況に応じたサービスの調整を行っていました。

　Aさん夫婦を取り巻くサポート体制としては、同居はしていないものの長女夫婦が協力的に支援していること、さらにケアマネジャーが存在していることでサポート体制は獲得できていました。

 介入の実際

1 ◆ 個々の家族に対する援助

　Aさんは、デイサービスの日であることを忘れて散歩に出かけてしまったり、「今日は行かない」と拒否をするため、デイスタッフは時間をおいて再度迎えに行くなどの対応をしながらデイの利用を定着させようと試みていました。また、入浴に対しては、尿臭があり他の利用者からも苦情が出る状況であったため、到着してすぐに入浴に誘ったり、トイレに誘導したついでに浴室に誘ったりといろいろ方法を変えながら対応していましたが、拒否が続くと尿臭がさらに強くなってしまいました。そこで、デイサービスよりケアマネジャーと訪問看護師に、自宅での入浴ができないか相談し、ケアプランを変更してもらいました。自宅でははじめスムーズに入浴できていたものの、そのうち同じように自宅での入浴も拒否をされるようになりました。そこでデイサービスと訪問看護が連携しどちらかで入浴すればそれでよしとして情報の共有を図りました。

　徘徊に対しては、デイサービスの利用日以外でもデイスタッフが送迎中に近隣で見かけた時はすぐにケアマネジャーに連絡し、所在を確認するよ

うに努めていましたが、散髪に出かけたまま帰宅せず、地域包括支援センターや警察に捜索願を出したこともありました。

Bさんは、認知症判定Ⅱaで家事は何とか自分で行っていましたが、夫の徘徊や尿臭に対して特に困った様子はなく、すぐに忘れてしまっている状況です。Aさんが徘徊で行方不明になり、保護されて夜中にタクシーで帰ってきても、手に擦過傷があっても、何も不思議がることなくニコニコ笑っているだけで、ことの重大さが理解できていない状況でした。この徘徊を機に、持ち物に氏名や住所を家族に記入していただくようにしました。

長女に対しては、出かけたまま帰宅しない時には、ケアマネジャーより地域包括支援センターに「行方不明者」を連絡網で回したり、警察に捜索願を出す支援を行いました。

高額な買い物については、デイスタッフが迎えに行った際、宅配便の不在者連絡票がテーブルに置いてあるのを発見したことで発覚しました。すぐにケアマネジャーに報告し、長女から消費者センター・宅配業者へ連絡し配送を止めてもらうなどの対応を支援しました。その後も数回同様のことがありましたが、デイサービスの送迎時や訪問看護師の訪問の際、不在者連絡票や不審なものがあればすぐにケアマネジャーに報告するようにし、都度対応することで高額な買い物や勧誘の電話はなくなりました。

また、財産管理については成年後見人の制度を紹介し利用の手続きを支援しました。

2 ◆ 家族間の関係性に働きかける援助

Aさんと妻のBさん、長女家族の関係は良好であり、長女は忙しいながらも必要な対応は行っています。県外にいる長男は状況をしっかり把握しているというわけではないものの、長女夫婦の対応に反対や苦言を言うことはなく、任せている状況がうかがえました。ケアマネジャーをはじめ、訪問看護・デイスタッフから直接長男に連絡することはありませんでしたが、夏休みに帰省しデイサービスに見学に来た際に、入浴を拒否していることを伝えると「そんなはずはない、あんなにお風呂が好きだったのに」と驚き、現状の把握ができていない状況がうかがえました。長女夫婦がよく対応していることを長男に伝えるとともに、長女夫婦に対するねぎらいを伝えました。一方その様子をみて長男は、「今日は孫と一緒にお風呂に入れと言います」と言って帰宅しました。

親戚のつき合いも兄弟で対応するなど、兄弟間の確執はなく、家族構成員間の関係性に関する支援の必要性はありませんでした。

3 ◆ 家族の社会性に働きかける援助

介入時には、介護サービスはデイサービスのみの利用で、利用日を忘れる、利用を拒否するなどの対応で、デイサービスとケアマネジャーとの連携が主なかかわりでした。

その後服薬忘れや入浴の拒否と尿臭の問題が発生し、訪問看護を導入し服薬管理と自宅での入浴の支援を行いました。訪問看護が介入することで、自宅の生活環境や食事の様子が把握できてきました。

徘徊に関しては、デイサービススタッフや訪問看護ステーションの協力はもちろんのこと、地域包括支援センターや警察とも連携し捜索を行いました。高額な買い物については、訪問看護師やデイサービスの訪問時に不在連絡票や電話のやり取りで気づいたことをすぐにケアマネジャーに報告することで、長女とともに生活消費センターや宅配会社への確認ができ大きな問題に発展することなく回避できました。

また、訪問看護師が自宅に訪問した際、保険会社の販売員が2名来ており、本人たちに記名させようとしていたため、訪問看護師が長女に連絡し保険会社の販売員と直接話をしてもらい、継続せずに断わり、未然に契約更新を防ぐことができました。さらに、異臭がしたため、周辺を見て回ると加湿器が焦げていて、焦げた椅子を外に出しているのを発見しました。「お父さんが何かを燃やそうとしたが覚えてない」ということでした。Aさんがデイサービス利用時に火傷をした指をさすので確認しましたが、何で火傷をしているのかまったく覚えていない様子でした。

今後のことを考え、自宅での二人暮らしは限界であるということで、施設入所に向けて、入所施設のあるデイサービスの併用、ショートステイを利用しながら入居の空きを待ち、入居となりました。

5 おわりに

夫婦二人で地域の活動にも参加しながら穏やかに生活していたものの、認知症の進行に伴い、次第に地域とのかかわりが疎遠となり、介護サービスが主なかかわりとなっていきました。老老（認認）の世帯が体験する、サービスの拒否、徘徊、高額な買い物や保険の勧誘等の財産問題、ボヤ騒ぎ等一連の問題を経験し、最終的には施設への入所となった事例です。さまざまな場面で、ケアマネジャーを中心にデイサービスや訪問看護が連携を図り対応できたのは、居宅介護支援事業所、デイサービス、訪問看護ステーションが同法人であったことも大きいと考えます。また、状況に応じ必要な社会資源が活用できたことで在宅療養が成り立っていました。しか

し、さまざまな問題にあたった時、大きな問題に発展しなかったからよかったものの、徘徊しても帰宅できたからよかったものの、また、保険会社が悪徳な詐欺業者であったら、そこに訪問看護師が居合わせていなかったらどうなったのだろう。さらに、小火で終わったからよかったものの近隣を巻き込む火事になっていたらと思うと、いまだ、老老（認認）世帯の自宅での生活の限界はどこにあるのか考えさせられます。

　しかし、介護サービスをはじめ社会資源がかかわることで、さまざまな問題が回避できるのも事実であり、常に個々のケースに何ができるかを考えて支援していくことが示唆されました。

7 生活援助が必要な家族を抱える認知症の人とその介護者の支援

　認知症施策推進総合戦略（新オレンジプラン）では、認知症の人の介護者への支援を行うことが、認知症の人の生活の質の改善にもつながるとの観点に立ち、その具体的な取り組みの一つとして、認知症の人の介護者の負担を軽減するため、認知症初期集中支援チーム（p.74参照）（以下、チーム）等による早期診断・早期対応行うことを推進しています。したがってチームが支援を行う際は、対象者である認知症の人のみならず、家族介護者への支援も重要視されており、家族介護者は認知症の人の日常生活を支える最も重要な担い手と考えられ、一人ひとりのニーズに応じたソーシャルサポートを獲得していけるような支援がチームにも求められています。今回の事例は、同居家族に障害があり本人の支援が十分に行えない状況で、遠方の妹が主介護者となり心身ともに負担を抱える中でチームが介入を行った事例を振り返ります。

1 事例紹介

　Aさん（80歳代・元会社勤務）は、30年以上前に夫を亡くし、長男（50歳代）と二人暮らしです。5年前に腰椎圧迫骨折による入院をきっかけに介護保険を申請し、要介護1と認定され、週に1回ヘルパーサービス（家事支援）を利用しています。その他の家事全般はAさんが行っています。同居している長男には軽度の知的障害があり、ほとんど自宅に引きこもり、近隣とのつき合いもほとんどない様子で、生活の詳細が不明な状況でした。Aさんに長男のことを尋ねても「わからない」と言うだけで、あまり長男について話すことはありませんでした。

　しかし、1年位前からヘルパーの訪問日やゴミ出しの日を間違え、ヘルパーからの説明もなかなか理解できず勘違いすることが増えてきました。また、遠方に住んでいる妹に対して、電話でつじつまの合わないことを一方的に話したり、妹が訪問した翌日に「自分のバッグを勝手に持っていたから返せ」と事実と異なることを話したりするようになってきました。ヘルパーや近所の人にも被害妄想的な話をするようになり、Aさんを心配した近所の友人と妹が脳神経外科を受診させようと連れて行きましたが、検査の途中で診療を拒否してそのまま帰宅、その後受診に応じなくなりました。その後も遠方に住んでいるAさんの妹が、ときどき自宅を訪問し様子

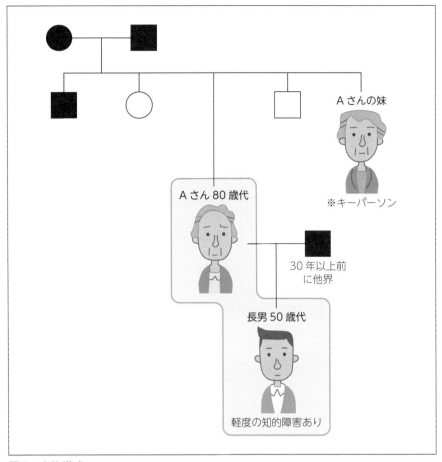

図1　家族構成

を見にいっていますが、その他のAさんの兄弟は高齢、または亡くなっているため、親族での支援は難しい状況です。

　その後も事態は変わることなく、妹への被害妄想は増し、物忘れの症状も増えてきたため、近所の友人が地域包括支援センターへAさんの支援について相談しました。しかし、Aさんの専門医受診への拒否が強いため、どのような方法で医療につないだらよいか支援をして欲しいということで筆者が所属するチームへの依頼につながりました。

2 支援者が気になる家族と考えた点・困難を感じた点

1 ◆ 気になる家族と考えた点
● もの盗られ妄想の対象となっている主介護者である妹のストレスが増大し、心身ともに疲弊している

- Aさんが長男の面倒をみている状況の中、長男がAさんの支援をどの程度行えるのか不明である
- 長男からAさんの日頃の生活状況が十分に把握できない
- Aさんの親族は遠方に住んでいるため、Aさんの日頃の生活状況の把握が難しい

2 ◆ 困難を感じた点

- 脳神経外科への受診を中断し、その後も専門医への受診を拒否していることから、関係者間で「支援困難」という固定観念で受診への支援が躊躇されていること
- Aさんに対する支援者は専門職や近隣住民など多数かかわっているが、関係者間で情報共有が不十分であったため支援の統一が図れていない

3 家族らが置かれていた状況

1 ◆ Aさんの状態と家族や地域の方々とのかかわり（表1）

2 ◆ Aさんの介護を行っている家族のアセスメント

＜身体的・精神的・社会的影響＞

- Aさんの自宅が遠方のため、車での移動と訪問による身体的、精神的な疲労感がある
- 早朝や夜中など時間を問わない電話による身体的、精神的な疲労感
- 自分の家族に迷惑をかけていないかという不安がある
- Aさんの対応がいつまで続くのかという将来に対する不安がある
- もの盗られ妄想の対象となっていることでAさんとのかかわりに精神的ストレスを感じている

＜家族の対応能力＞

- Aさんと同居している長男については、コミュニケーションは取れるものの、Aさんの支援についてどこまで理解しているのかが不明である
- 妹からはAさんが姉であるため、要求に逆らえない状況である

＜家族の対応状況＞

- 介護者である妹も高齢であり、自宅から離れて生活しているため、Aさんへの支援には限界があった
- Aさんの自宅から離れて生活しているため、Aさんの関係者（近隣の支援者）とコミュニケーションが取りづらく、妹の負担感に対する支援が

表1　Aさんの状態と家族や地域とのかかわり

Aさんの状態（生活状況の変化）	家族や地域の対応や関係性
ヘルパーの訪問日を間違えたり、物忘れも頻回になる ゴミの分別が難しくなり声かけがないと分別できない	ヘルパーよりケアマネジャーへ状況報告 ヘルパーと一緒にゴミの分別を行う
ゴミ出しの日を間違える	近所の住民がゴミ出し日に声かけを行う 普段からAさんの様子を気にかけるようになる
早朝や夜中など時間を問わず、気になることや用事があると妹へ電話をかけ、自宅へ来て欲しいと要望する	早朝や夜中に頻回に電話がかかってくることにストレスが溜まっている Aさん宅から離れた所に住んでおり、すぐに駆けつけることができず、妹も高齢であるため身体的にも負担がかかっている状態
妹さんに対して、「私のバッグを持っていったから返せ」「財布がなくなったから返せ」と訴えが出てきた	事実と異なることを言われ、疑いをかけられることで精神的にも負担がかかっている状態
ヘルパーや近所の人に、「もう一人の息子がいる」「男の人がうちのタンスを持っていこうとしていた」と事実と異なることをたびたび訴えるようになってきた	以前と違う様子に近所の友人が心配し、妹と協力して近隣の脳神経外科への受診を決める
脳神経外科への受診を納得せず立腹し、診療の途中で病院から一人で帰宅する。その後、妹が再度受診を促しても応じなくなった	脳神経外科への受診に立腹し、途中で帰宅し、その後の受診にも応じない様子に、「何を言っても変わらない」「Aさんの受診は難しいからどうにもならない」と専門医受診について妹が消極的になる

不十分であった
●Aさんより「支援を求められる」ことと「被害を訴えられる」ことが妹に集中していることで妹が振り回されている状況であった

 4 **支援の実際**

1 ◆ 個別ケア会議の開催と専門医受診に向けて

　チームに対して地域包括支援センターからは、妹が入院治療を希望しているので「専門の医療機関を探して受診をさせて欲しい」という依頼内容でした。そこで表2の経過で介入を行っていきました。

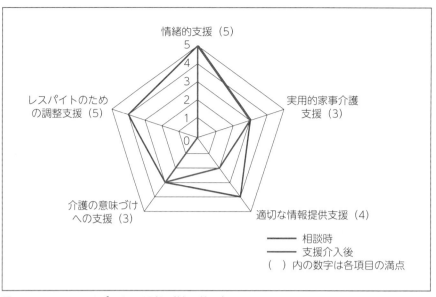

図2 ソーシャルサポートの評価（妹の状況）

2 ◆ 個々の家族へのアプローチ（健康の確保と情緒の安定を図る）

　主介護者となっている妹がもの盗られ妄想の対象となり、加えて遠方から通ってAさんを介護するという負担も重なり、心身ともに疲労が蓄積している状態です。妹の健康状態を考慮し、健康を確保することが介護の継続にも重要であるため、Aさんの関係者がAさんへの支援＝家族への支援という認識をもち、妹が置かれている現状についての理解を示すことが必要だと考えられます。介護者本人に「困った時には支援者が相談に乗ること」「一人で抱え込まなくてよいこと」を伝えることで、介護者自身が情緒的支援やレスパイトのための調整支援を得ることにつながり、身体的・精神的に疲弊している介護者にとって不可欠なかかわりであると考えます。その上で、妹ができることを継続して行えるよう、遠方からかけつけ、Aさんからの要望に対応している事実をねぎらい、妹さんへの介護負担の軽減も視野に入れた関係者の発言があったことで、当初「専門医受診＝受診拒否」というネガティブな思考だった妹が、会議終了時にはAさんの受診に対し協力できることの提案を行うようになりました。

3 ◆ 家族全体へのアプローチ（役割分担の調整を助け意思決定を促す）

　今回のケースの場合、同居している長男に知的障害があり、Aさん自身が身の回りのことを行ったり、妹がその他必要な支援を行ったりしてきました。また、Aさんより「支援を求められる」ことと「被害を訴えられる」

表2　Aさんと家族への介入の経過

個別ケア会議の提案	・関係者によって把握している情報に差があったり、入院治療が必要なのかなどAさんに対する認識のズレがあることがわかった ・専門医受診の方法、専門医受診後のAさんへの支援方法や妹への介護負担軽減にかかわる支援方法の統一を関係者間で図る必要があった
個別ケア会議の開催	・関係者間で下記の①〜④について情報共有し、それぞれの役割とAさんへの支援方法を明確にする ・①本人の状態②妹のAさんに対する支援の意向や要望③専門医受診後のAさんと家族生活支援について④Aさんの専門医受診の方法 ・会議参加者：妹、地域包括支援センター担当者、ケアマネジャー、区役所福祉課担当者、民生委員、チーム員
専門医受診	・Aさんがヘルパーサービス（家事支援）は必要としていて拒否もまったくないことに着目し、介護サービスを続けるために健康状態の確認が定期的に必要だということで「健康診断」目的で専門医につなげる ・Aさんが信頼を寄せている民生委員にも協力を得、本人への説明に同席してもらう

ことが妹に集中していることで、妹さんが振り回されている状況でもありました。したがって、妹自身が「自分が一人で世話をするしかない」と感じ、Aさんのケアマネジャーや地域包括支援センターなどに早くから支援を求められなかったとも考えられます。そこで、長男の様子も把握できていたケアマネジャーより、長男がAさんの介護支援についてできることについて提案をしたり、家族からの受診の促しはほとんどのケースで失敗することが多いため、今後の家族間での関係性を崩さないためにも、チームにて専門医受診を進めAさんへかかわっていくことを提案したり、関係者の役割分担の調整を助けることも家族支援において重要であったと考えます。家族が担う役割とその他の支援者が担う役割を明確にすることで、家族として必要な支援を自ら考えられるようになると思います。

4 ◆ 地域社会も含めたアプローチ（社会資源の調整と環境への働きかけ）

　今回Aさんに関しては、ケアマネジャー、ヘルパー、地域包括支援センター、近隣住民など支援者が早期にかかわっていたと考えられます。しかし妹については、遠方に住んでいることや、同居している長男を心配しAさんに支援の目が集中していたことで、関係者へ妹の現状が十分に伝わっておらず、Aさんの介護によって生じる負担の軽減が十分になされていなかったと考えられます。専門医受診に対しては、数カ月前の失敗を引き合いに出され、関係者からも「難しい」「方法がない」との意見しか聞かれま

せんでした。当時の状況を細かく確認すると、本人へは「病院に行くよ」と半ば強引に脳神経外科へ連れて行ったとのことで、初めての病院に突然連れていかれ、受診に納得していなかった状況がわかりました。そこで、まず以前の受診の際に何がAさんの不安を招き、その後の拒否につながったのか、Aさんの気持ちに焦点を当てて話を進めました。また、支援には専門職や近隣住民など多数がかかわっていましたが、対応状況やAさんの現状について十分な情報共有が行われていたとはいえない状況だったため、あわせて関係者の役割を明確にし、受診までの支援の道筋を立てていきました。「専門医受診」という一つの目的をきっかけに、ケア会議を開催し、多方面の関係者が一度に集うことで、縦割りでバラバラに支援を行うのではなく、横のつながりをつくることが、家族も含めた支援体制の構築と、家族が抱える健康課題の解決につながったのではないかと考えます。

5 おわりに

今回、同居家族に介護を委ねられない状況の中で、本人への支援体制については、専門職や地域住民のかかわりにより整っていたように感じます。しかし、主介護者となる妹については、「レスパイトのための調整」が十分ではなく、身体的・精神的負担感が増していたと考えられます。本人へかかわる支援者が、介護を担う家族にも介入できるよう、また家族が抱えるニーズを把握し、必要なソーシャルサポートが確実に獲得できるよう支援者と家族をつなげ、調整を行うことも必要だと改めて感じました。そこで今回チームより個別会議の提案・開催を行ったことで関係者同士をつなぎ、支援の内容・方法について共有した結果、専門医受診へ結びつけることができたと考えます。今後はAさんの関係者間で妹や長男への支援についても調整が必要だと思われます。

◆参考文献

・安武　綾（2016）：在宅で生活する認知症高齢者家族のソーシャルサポート尺度の開発．聖路加国際大学大学院博士論文．
・安武　綾（2013）：認知症の人の家族の体験の特徴と支援のあり方．家族看護21．p.20-27．
・認知症介護研究・研修仙台センター（2018）：専門職のための認知症の本人と家族が共に生きることを支える手引き．
・厚生労働省：認知症施策推進総合戦略（新オレンジプラン）～認知症高齢者等にやさしい地域づくりに向けて～
・国立研究開発法人　国立長寿医療研究センター（2016）：認知症初期集中支援チーム員研修テキスト．

資　料

認知症とともに生きる人の
家族支援に関する研究

1 認知症とともに生きる人の家族支援の研究の動向

　軽度認知障害（Mild Cognitive Impairment；以下MCI）の概念が多くの国民に周知された2000年以降、MCIの時期から、家族の関係性に焦点があてられ、家族の関係性がどのように変化するのかなどの研究[1]も見られるようになりました。

　渡邉ら[1]は、家族介護者の気持ちとコミュニケーションの変化を明らかにするため、軽度認知症高齢者家族介護者8名に面接を行いました。その結果、家族介護者は、軽度認知症高齢者に対し常に目が離せない生活行動を気にかけながら、行動修正を促す工夫を行っていたそうです。しかし、認知症高齢者から反発を招く自身の対応に自責の念を抱きながら、介護を模索することを繰り返していました。また、家庭内でのトラブルには寛容になっていく一方で、隣人の庭の花を抜いてしまうなど他人に迷惑をかける事柄には対処していました。支援者には家族介護者の負担などを理解し寄り添うことが求められると述べています。

　2018年に厚生労働省より、「人生の最終段階における医療・ケアの決定プロセスに関するガイドライン」の改訂版が示されたこともあり、近年は認知症とともに生きる人が自分らしく最期まで生き、よりよい最期を迎えるための家族支援に関する研究が多くなっています[2,3]。

　加藤ら[2]は、認知症高齢者を看取った配偶者19名に面接し、認知症高齢者の終末期医療における代理意思決定にかかわる配偶者の体験を明らかにしています。長年連れ添った認知症高齢者の終末期医療にかかわることや夫婦の暮らしの継続を支えることへの不安を抱えながらも、高齢者のあるいは夫婦としての人生の歩みを振り返り、最期の時までつないでいく選択をすることを体験していました。医療チームには、配偶者の心理的重圧と理解力に配慮することが求められ、なぜ代理意思決定なのか、誰が代理意思決定をしていくのか、いつ代理意思決定を開始するか、配偶者と十分に共有していくことが重要だと述べています。

2 効果的な家族支援についての研究

　認知症とともに生きる人とその家族への支援の介入研究は、まだ多くはありませんが、世界的にも徐々に関心が高まりつつあります。主に家族支援において効果が高いのは、家族に対して認知行動療法を実施することです。その結果、家族の介護負担感、ストレスの軽減、満足度の向上などに効果があったとの報告があります[4-7]。

　わが国でも、家族54名を対象に、先輩介護者からの情報提供、参加者間の意見交換、専門職からの教育という介入プログラムを、1回90分、月1〜2回開催したところ、介入群における介入1ヵ月後の介護負担感の軽減と精神的健康度の改善がみられた[8]との報告もあります。この結果は、介護家族同士の共感的な関係の形成と感情の分かち合いは、介護負担感と精神的健康度の短期間の改善効果をもたらし、専門職とほかの介護者からの実際的な支援が得られる可能性を示しています。さらに、認知症高齢者の介護を行う家族の、家族員同士の交流を促進する介入は、主介護者の介護負担感を軽減する効果がみられていて、主介護者ともっとも身近なソーシャルネットワークである家族との交流の促進の重要性が示唆されています[9]。

　また、認知症高齢者の家族が適切なソーシャルサポートを獲得できるよう介入すると、認知症高齢者のBPSDを予防または改善できるようなかかわりにつながること[10]、認知症の症状に対する適切な対処の方法を家族が学ぶことができる介入は、認知症高齢者と家族にとってより質の高い日常生活の維持につながることが知られています[11]。

　筆者のこれまでの研究により、認知症の早期診断・早期対応が困難な現状もあったために、認知症とともに生きる人と家族は社会的に孤立し困惑しているという実体が明らかになっています[12]。家族を地域から孤立させず、社会的交流とりわけ介護者同士の交流を促進していくことが家族支援のポイントとなるでしょう。したがって、認知症カフェや家族会などの集いの場づくりをさらに進めていくことは重要です。

3 高齢者の家族介護者とソーシャルサポートの研究

1 家族介護者のソーシャルサポートとアウトカムとの関連

　これまでの研究において、認知症とともに生きる人の家族の介護負担感と関連性の高い因子として、ソーシャルサポート、認知症特有のBPSD、家族介護者の介護対処能力などが指摘されており、相談相手がいることや家族が情緒的なサポートを受けているなどのソーシャルサポートが介護負担の緩和や、介護者の抑うつ状態を軽減させる効果をもつと報告されています[13-15]。また、介護保険制度を積極的に活用するなどの手段的サポートを受けた結果、認知症高齢者を介護する家族介護者は自分の趣味や社会活動などで気分転換ができるようになり、精神的余裕が生まれ、在宅介護を継続する気持ちにつながっていたことも報告されています[16]。筆者の調査[17]でもソーシャルサポート得点が高いほど、介護負担感が低くなるという結果を得ています。

　しかし一方で、サポートそのものよりもその満足度のほうが介護者の健康度と関連がある[18,19]という指摘もあります。

　つまり、認知症とともに生きる人を介護する家族のソーシャルサポートは、家族の健康に影響を与えることが明らかになっていますが、サポートの内容や量によっては、介護者のQOLを低下させることもあることから、介護者のソーシャルサポートへの期待や満足度なども考慮してサポートを提供することが重要と考えられているのです。

2 在宅認知症とともに生きる人の家族のソーシャルサポート尺度[17]

　本書p.47〜49で紹介したSSFDは、認知症とともに生きる人の家族のソーシャルサポート獲得状況を測定するための尺度です。「情緒的支援（家族介護者に情緒的な安定をもたらすサポートのこと）」「実用的家事介護支援（家族介護者にとって実用的な家事や介護のサポートのこと）」「適切な情報提

供支援（家族介護者にとって有益な情報や助言を提供されること）」「介護の意味づけへの支援（家族介護者が介護に意味を見出せるようなサポートのこと）」「レスパイトのための調整支援（家族介護者自身のストレス発散ができ、介護を継続できるようにサービスの調整を行うサポートのこと）」の5因子で構成され、各項目の採点は、「いる」「誰もいない」の2件法で回答し合計点を出します。また、「いる」と回答した場合には、誰からサポートを享受しているかを選択肢から回答します。SSFDは、個々の家族のソーシャルサポートの獲得状況を可視化するとともに、地域の資源を掘り起こし、地域のソーシャルサポートがどのように家族を支援しているかについても評価が可能なことから、家族支援や地域づくりの方向性を明確にする尺度でもあります。

引用文献

1) 渡邉裕美, 渡邉久美（2015）：軽度認知症高齢者との関わりの中で家族介護者が抱く気持ちの推移とコミュニケーションの変化. 家族看護学研究, 21（1）, 38-49.

2) 加藤真紀, 竹田恵子（2019）：高齢夫婦世帯における認知症高齢者の終末期医療にかかる配偶者の代理意思決定の体験. 社会医学研究, 36（1）, 35-43.

3) 川喜田恵美（2015）：家族介護者から見た認知症高齢者の最期の迎え方における受けとめの実態　家族支援を含めたエンドオブライフケアのあり方を目指して. 日本看護福祉学会誌, 21（1）, 75-89.

4) Hosaka T., Sugiyama Y.（1999）：A structured intervention for family caregivers of dementia patients. a pilot study. The Tokai journal of experimental and clinical medicine, 24（1）, 35-39.

5) Gallagher-Thompson D., Solano N., Coon D., Arean P.（2003）：Recruitment and retention of latino dementia family caregivers in intervention research. issues to face, lessons to learn. The Gerontologist, 43（1）, 45-51.

6) Witlatch J.C., Judge K., Zarit H. S., Femia E.（2006）：Dyadic intervention for family caregivers and care receivers in early-stage dementia,. The Gerontologist, 46（5）, 668-694.

7) Signe A., Elmstahl S.（2008）：Psychosocial intervention for family caregivers of people with dementia reduces caregiver's burden. development and effect after 6 and 12 months,. Scandinavian journal of caring sciences, 22（1）, 98-109.

8) 菅沼真由美, 新田静江（2014）：認知症高齢者の女性介護者に対する家族介護者間交流プログラムの効果. 老年看護学, 19（1）, 81-90.

9) 佐伯あゆみ, 大坪靖直（2008）：認知症高齢者を在宅で介護する家族の家族機能と主介護者の介護負担感に関する研究. 家族看護学研究, 13（3）, 132-142.

10) Adams B. K..（2006）：The transition to caregiving. the experience of family members embarking on the dementia caregiving career. Journal of Gerontological Social Work, 68, 3-29.

11) 西山みどり（2005）：ともに暮らす高齢者の認知症発症に伴う主介護者の生活再編成. 老年看護学, 9（2）, 85-91.

12) 安武　綾（2011）：認知症患者を介護している家族の体験のメタ統合. 家族看護学研究.

13) Monahan D. J., Hooker K.（1995）：Health of spouse caregivers of dementia patients：the role of personality and social support. Social work, 40（3）, 305-314.

14) Jung-Hyun Kim G. Knight Bob.（2008）：Effects of Caregiver Status Coping Styles and Social Support on the Physical Health of Korean American Caregivers. The Gerontologist, 48（3）, 287-299.

15) 上城憲司, 中村貴志, 納戸美佐子他（2009）：デイケアにおける認知症家族介護者の「家族支援プログラム」の効果. 日本認知症ケア学会誌, 8（3）, 394-402.

16) 田中（高峰）道子, 多久島寛, 山口祐子, 赤木陽子（2007）：認知症高齢者の家族看護に関する研究―家族看護の6段階の発展過程と社会支援―. 保健科学研究誌, 4, 11-19.

17) 安武　綾（2016）：在宅で生活する認知症高齢者家族のソーシャルサポート尺度の開発. 聖路加国際大学大学院, 看護学研究科. 聖路加国際大学大学院博士論文.

18) ME McNaughton, TL Patterson.（1995）：The relationship among stress, depression, locus of control, irrational beliefs, social support, and health in Alzheimer's disease caregivers.. The Journal Of Nervous And Mental Disease, 183（2）, 78-85.

19) 中山和弘,（1997）：高齢者の在宅介護者へのソーシャル・サポート（特集高齢者をめぐって）. 保健の科学. 39（4）, 231-236.

おわりに

　筆者は、2005年より認知症とともに生きる人と家族の研究に関与し、早15年が過ぎようとしています。この間、認知症は痴呆から名称が変わり、2019年には認知症政策推進大綱が示されるまでになり、社会的見地からも発展し続けています。

　しかし、できることなら〝認知症〟になるのも看るのも避けたいという心理が私たちの心の片隅にあることも知っています。地域活動を行う中では、日本にもまだ〝認知症〟という病への偏見があり、オープンに病名を言えないという認知症の本人や家族も多く存在するのです。このような地域では、早期診断が早期絶望につながります。そうならないために、〝認知症〟をこれまでとは違う角度から捉えることが重要だと考えています。ドキュメンタリー映画監督である信友直子氏は、著書「ぼけますから、よろしくお願いします。」の中で、『「介護は親が命懸けでしてくれる、最後の子育てだ」この言葉を両親が健在のうちに教えてもらえてよかった』と述べています。人は、生まれてきて親を育て、人生最後の生き様を命をかけて次の世代を育てるためのgiftとして贈ってくれているのかもしれません。〝認知症〟という病と向き合うことは自分が成長するためのgiftであり、それをどのように乗り越えていくのか自分自身を試されることなのだと思います。

　本書は、認知症とともに生きる人々、その家族、および保健医療福祉の専門職や関係団体、認知症ケア対策に取り組むコミュニティの多大な貢献のおかげで出版することができました。皆様のご尽力と支援に対し感謝の意を表します。そして、いつも透き通った熱い眼差しで「認知症になっても安心して暮らせるまちづくりに貢献する」ために真摯にボランティア活動をしているOrange Projectのメンバー、加盟大学の顧問の先生方、ともに活動を支えていただき感謝申し上げます。

本書のテーマである、認知症の人と家族のソーシャルサポートに関する内容は、筆者が聖路加国際大学看護学研究科博士後期課程でまとめた博士論文をベースに執筆しました。博士論文のすべてのプロセスにご指導を賜りました聖路加国際大学教授の麻原きよみ先生、研究に大変貴重なご指導をいただきました聖路加国際大学教授の亀井智子先生、中山和弘先生、元東海大学健康科学部健康科学研究科教授の鈴木和子先生、聖隷クリストファー大学教授の式守晴子先生に心より感謝申し上げます。

　最後に私自身を発掘し執筆の世界に導いていただき、本書の企画から編集作業にご尽力くださいました、元（株）日本看護協会出版会編集部の宮内絢子様に感謝申し上げます。そして、いつも俯瞰した視点から本書の構成を考えていただき、穏やかに原稿督促をいただき丁寧にそして適確にご指摘いただき、出版まで導いていただいた（株）日本看護協会出版会編集部の伊勢崎広美様、本当に感謝しております。そして、心身ともにいつも大きな愛で私を支えてくれている娘の凛、父母に感謝いたします。

　本書の原稿を書いている今、100 年に 1 度ともいわれる COVID-19 に世界は戦後さながらの混乱となっています。今はまだ明らかになっていませんが、COVID-19 が認知症とともに生きる人と家族へ与える影響もはかり知れないでしょう。そして、今後の世界は、人々のライフスタイルや価値観が急速に変化し、よりコミュニティのつながりが求められる世界になるのではないでしょうか。

　本書を認知症とともに生きる人と家族の支援について学ぶ 1 冊として活用していただき、看護職をはじめ、保健医療福祉職の皆様の一助になるとすれば、筆者として本当に嬉しく思います。

2020 年 7 月　安武　綾

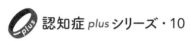
認知症 *plus* シリーズ・10

にん ち しょう ぷ ら す か ぞ く し えん
認知症 plus 家族支援
ち いき あん しん く
地域で安心して暮らすために

2020年8月10日　第1版第1刷発行　　　　　　　　　　　　　　　〈検印省略〉

やす たけ あや
編著●安武 綾

発行●株式会社 日本看護協会出版会

　　〒150-0001　東京都渋谷区神宮前5-8-2　日本看護協会ビル4階
　　〈注文・問合せ/書店窓口〉Tel / 0436-23-3271　Fax / 0436-23-3272
　　〈編集〉Tel / 03-5319-7171
　　https://www.jnapc.co.jp

デザイン●大野リサ
表紙カバーイラスト●コーチはじめ
本文イラスト●志賀 均
印刷●株式会社 教文堂

©2020　Printed in Japan　ISBN978-4-8180-2274-4